Atlas de Colposcopia

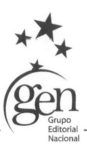

O GEN | Grupo Editorial Nacional – maior plataforma editorial brasileira no segmento científico, técnico e profissional – publica conteúdos nas áreas de ciências da saúde, exatas, humanas, jurídicas e sociais aplicadas, além de prover serviços direcionados à educação continuada e à preparação para concursos.

As editoras que integram o GEN, das mais respeitadas no mercado editorial, construíram catálogos inigualáveis, com obras decisivas para a formação acadêmica e o aperfeiçoamento de várias gerações de profissionais e estudantes, tendo se tornado sinônimo de qualidade e seriedade.

A missão do GEN e dos núcleos de conteúdo que o compõem é prover a melhor informação científica e distribuí-la de maneira flexível e conveniente, a preços justos, gerando benefícios e servindo a autores, docentes, livreiros, funcionários, colaboradores e acionistas.

Nosso comportamento ético incondicional e nossa responsabilidade social e ambiental são reforçados pela natureza educacional de nossa atividade e dão sustentabilidade ao crescimento contínuo e à rentabilidade do grupo.

Atlas de Colposcopia

Coleção Febrasgo

EDITORA
Neila Maria de Góis Speck

COEDITORAS
**Adriana Bittencourt Campaner
Silvana Maria Quintana**

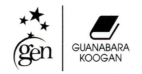

- A autora deste livro e a editora empenharam seus melhores esforços para assegurar que as informações e os procedimentos apresentados no texto estejam em acordo com os padrões aceitos à época da publicação, e *todos os dados foram atualizados pela autora até a data da entrega dos originais à editora*. Entretanto, tendo em conta a evolução das ciências, as atualizações legislativas, as mudanças regulamentares governamentais e o constante fluxo de novas informações sobre os temas que constam do livro, recomendamos enfaticamente que os leitores consultem sempre outras fontes fidedignas, de modo a se certificarem de que as informações contidas no texto estão corretas e de que não houve alterações nas recomendações ou na legislação regulamentadora.

- A autora e a editora se empenharam para citar adequadamente e dar o devido crédito a todos os detentores de direitos autorais de qualquer material utilizado neste livro, dispondo-se a possíveis acertos posteriores caso, inadvertida e involuntariamente, a identificação de algum deles tenha sido omitida.

- **Atendimento ao cliente: (11) 5080-0751 | faleconosco@grupogen.com.br**

- Direitos exclusivos para a língua portuguesa
  Copyright © 2020 by
  GEN | GRUPO EDITORIAL NACIONAL S.A.
  Publicado pelo selo Editora Guanabara Koogan
  Travessa do Ouvidor, 11
  Rio de Janeiro – RJ – CEP 20040-040
  www.grupogen.com.br

- Reservados todos os direitos. É proibida a duplicação ou reprodução deste volume, no todo ou em parte, em quaisquer formas ou por quaisquer meios (eletrônico, mecânico, gravação, fotocópia, distribuição pela Internet ou outros), sem permissão, por escrito, do GEN | GRUPO EDITORIAL NACIONAL PARTICIPAÇÕES S/A.

- Capa: Studio Creamcrakers

- Editoração eletrônica: Estúdio Castellani

- Ficha catalográfica

CIP-BRASIL. CATALOGAÇÃO NA PUBLICAÇÃO
SINDICATO NACIONAL DOS EDITORES DE LIVROS, RJ

A891

    Atlas de colposcopia/editora Neila Maria de Góis Speck; coeditoras Adriana Bittencourt Campaner, Silvana Maria Quintana; colaboradores Adriane Cristina Bovo ...[et al.]. – 1. ed. – [Reimpr.] – Rio de Janeiro: Gen, 2022.

    : il.; 28 cm.   (Febrasgo)

    Inclui índice
    ISBN 978-85-9515-015-7

    1. Colposcopia – Atlas. I. Campaner, Adriana Bittencourt. II. Quintana, SilvanaMaria. III. Bovo, Adriane Cristina. IV. Série.

19-60158

CDD: 618.14075450222
CDU: 618.14-072.1(084.4)

Vanessa Mafra Xavier Salgado – Bibliotecária – CRB-7/664

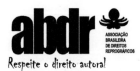

Dedico este Atlas ao querido Professor Dr. José Focchi, símbolo da colposcopia no nosso país.

Seus ensinamentos e inspiração foram essenciais para que eu mudasse meu foco da oncologia e me dedicasse aos estudos da Patologia do Trato Genital Inferior e da Colposcopia.

Quando entrei no "mundo colposcópico", ouvi suas palavras – ele tinha o sonho de fazer um Atlas brasileiro. Nos idos das décadas de 1980-1990, nosso Atlas padrão, o conhecido do Professor Cartier, nunca mais foi editado no mundo. O Professor Focchi tinha este desejo, porém no cursar dos dias com inúmeras tarefas, e muitos outros capítulos perfeitamente escritos e editados, o sonho do Atlas ficou para trás.

Eu como sua seguidora, "filha colposcópica" e admiradora incondicional, realizo esta obra, com a ajuda de alguns e fantásticos "amigos colposcópicos" e a dedico ao Professor Focchi. Tenho certeza de que por meio das minhas mãos ele estará se sentindo realizado.

Neila Maria de Góis Speck

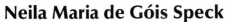

Neila Maria de Góis Speck

Mestrado em Ciências pela Universidade Federal de São Paulo

Especialização em Patologia do Trato Genital Inferior e Colposcopia pela Universidade Federal de São Paulo

Laserterapia pela Universidade de Florença (Itália)

Laser Fracionado pelo Hospital do Estado da República de São Marino

Doutorado em Ciências pela Universidade Federal de São Paulo

Professora Adjunta do Departamento de Ginecologia da Escola Paulista de Medicina da Universidade Federal de São Paulo

Presidente da CNE do Trato Genital Inferior da FEBRASGO

Membro da Diretoria da Associação Brasileira de Patologia do Trato Genital Inferior e Colposcolpia (ABPTGIC)

Adriana Bittencourt Campaner

Mestre e Doutora em Tocoginecologia pela Faculdade de Ciências Médicas da Santa Casa de São Paulo

Médica Chefe da Clínica de Patologia do Trato Genital Inferior e Colposcopia da Santa Casa de São Paulo

Diretora científica da Associação Brasileira de Patologia do Trato genital Inferior e Colposcopia (ABPTGIC)

Silvana Maria Quintana

Mestre em Tocoginecologia pela Faculdade de Medicina de Ribeirão Preto da Universidade de São Paulo

Doutorado em Tocoginecologia pela Faculdade de Medicina de Ribeirão Preto da Universidade de São Paulo

Professora Associada Livre-docente do Departamento de Ginecologia e Obstetrícia da Faculdade de Medicina de Ribeirão Preto da Universidade de São Paulo

Vice-presidente da Comissão Especializada de Patologia do Trato Central da FEBRASGO Secretária da SOGESP (2018-2019)

Adriane Cristina Bovo
Mestrado pela UNIFESP. Especialização pela UFPR. Doutorado pela UNIFESP
Médica Ginecologista de Departamento de Prevenção de Câncer do Hospital
de AMOR

Ana Carolina S. Chuery
Mestrado em Ciências pela Universidade de São Paulo
Doutorado em Ginecologia pela Universidade Federal de São Paulo

Ana Carolina Alves Rosário de Sica
Ginecologista e Obstetra pela Irmandade de Santa Casa de Misericórdia de
São Paulo
Oncologista Pélvica e Patologista do Trato Inferior pela Irmandade de Santa
Casa de Misericórdia de São Paulo

Ana Katherine da Silveira Gonçalves de Oliveira
Mestrado em Ginecologia pela Universidade Federal de São Paulo
Doutorado em Tocoginecologia pela Universidade Estadual de Campinas
(UNICAMP)
Pós-doutorado em Tocoginecologia pela Universidade Estadual de Campinas
(UNICAMP)
Professora Livre-docente em Tocoginecologia pela Universidade Estadual de
Campinas (UNICAMP)
Professora Associada do Departamento de Tocoginecologia da Universidade
Federal do Rio Grande do Norte (UFRN)
Ex-presidente do Capítulo do Rio Grande do Norte da Associação Brasileira de
Patologia do Trato Genital Inferior e Colposcolpia (ABPTGIC)

Fernanda Kesselring Tso

Médica Assistente do Departamento de Ginecologia da UNIFESP

Preceptora do Serviço de Combate às Doenças Sexualmente Transmissíveis UNIFESP

Título de especialista em Ginecologia e Obstetrícia pela – FEBRASGO

Título de qualificação em colposcopia pela ABPTGIC

Membro ABPTGIC, SOGESP e FEBRASGO

Gustavo Rubino de Azevedo Focchi

Especialista em Patologia e Citologia pela Sociedade Brasileira de Patologia (SBP)

Professor Adjunto do Departamento de Patologia da UNIFESP

Membro da International Society of Gynecological Pathologists (ISCyP)

Membro do International Advisory Board da ISCyP

Membro da Comissão Nacional de Trato Genital Inferior da FEBRASGO

Isabel Cristina Chulvis do Val Guimarães

Mestrado pela Universidade Federal do Rio de Janeiro

Residência Médica pelo Hospital da Polícia Militar do Rio de Janeiro

Professora Associada de Ginecologia do Departamento Materno-infantil da Universidade Federal Fluminense (UFF)

Professora do Programa de Pós-graduação em Ciências Médicas da Universidade Federal Fluminense (UFF)

Jefferson Elias Cordeiro Valença

Mestrado em Ginecologia e Obstetrícia pela Universidade de Pernambuco

Pós-graduação em Biologia Molecular pela Universidade de Pernambuco

Doutorado em Medicina Tropical pela Universidade Federal de Pernambuco

Presidente da Associação Brasileira de Patologia do Trato Genital Inferior e Colposcopia (ABPTGIC)

Presidente da Associação de Ginecologia e Obstetrícia de Pernambuco (SOGOPE)

José Eleutério Jr.

Mestre em Patologia pela Universidade Federal do Ceará

Especialista em Ginecologia e Obstetrícia pela FEBRASGO

Título de Qualificação em Citopatologia da Sociedade Brasileira de Citopatologia

Especialista em Patologia do Trato Genital Inferior e Colposcopia pela Associação Brasileira de Patologia do Trato Genital Inferior e Colposcopia (ABPTGIC)

Professor Associado de Ginecologia do Departamento de Saúde da Mulher, da Criança e do Adolescente da Universidade Federal do Ceará

Presidente da Comissão Nacional Especializada de Doenças em Doenças Infectocontagiosas da FEBRASGO

Secretário Geral da Associação Brasileira de Patologia do Trato Genital Inferior e Colposcopia

Secretário Geral da Associação Brasileira de Doenças Sexualmente Transmissíveis

José Humberto Belmino Chaves

Mestrado em Obstetrícia pela Universidade Federal de São Paulo

Título de Especialista em Ginecologista e Obstetrícia – FEBRASGO

Pós-doutorado pela Universidade Aberta de Lisboa (Portugal)

Doutorado em Bioética pela Universidade do Porto (Portugal)

Professor Titular de Ginecologia da Universidade Estadual de Ciências da Saúde de Alagoas

Professor Adjunto IV de Ginecologia da Universidade Federal de Alagoas

Vice-presidente da Associação Brasileira de Patologia do Trato Genital Inferior e Colposcopia

Membro da Câmara Técnica de Ginecologia e Obstetrícia do Conselho Federal de Medicina

Julisa Chamorro Lascasas Ribalta

Especialista em Ginecologia e Obstetrícia pela Escola Paulista de Medicina – UNIFESP-FEBRASGO

Qualificação em Patologia do Trato Genital Inferior e Colposcopia pela ABPTGIC

Especialista em Cancerologia Clinica pela Sociedade Brasileira de Cancerologia – AMB

Docente Senior livre docente do Departamento de Ginecologia Escola Paulista de Medicina-EPM-UNIFESP

Membro do Nucleo de Prevenção de Doenças Ginecológicas da Disciplina de Ginecologia Geral do Departamento de Ginecologia da Escola Paulista de Medicina EPM-Unifesp

Lenira Maria Queiroz Mauad

Mestrado em Ginecologia pela UNESP-Botucatu

Residência em Ginecologia e Obstetrícia pela Faculdade de Medicina de Botucatu

Membro da Associação Brasileira do Trato Genital Inferior e Colposcopia

Marcia Fuzaro Terra Cardial

Professora Assistente da Disciplina de Ginecologia da FMABC

Presidente da ABPTGIC – São Paulo

Membro da Diretoria da SOGESP

Maria dos Anjos Neves Chaves

MBA em Administração Hospitalar e Sistemas de Saúde – CEAHS pela Fundação Getulio Vargas

Título de Especialista em PTGI Colposcopia pela Sociedade Brasileira de Patologia Genital Inferior e Colposcopia

Pós-graduação em Ginecologia e Obstetrícia pela Maternidade de São Paulo

Graduação em Medicina pelo Centro Universitário Serra dos Órgãos – Teresópolis – Rio de Janeiro

Especialista em Patologia Genital Inferior e Colposcopia – IBCC pela Fundação Getulio Vargas

Maria Inês de Miranda Lima

Doutora pelo Programa de Pós-Graduação em Saúde da Mulher da Faculdade de Medicina da Universidade Federal de Minas Gerais

Chefe da Clínica Ginecológica I da Santa Casa de Belo Horizonte

Mila Pontremoli Salcedo

Professora Associada do Departamento de Ginecologia e Obstetrícia da Universidade Federal de Ciências da Saúde de Porto Alegre (UFCSPA)

Chefe do Serviço de Ginecologia da Irmandade Santa Casa de Porto Alegre (ISCMPA)

Visiting Professor The University of Texas, MD Anderson Cancer Center, Houston, Texas

Diretora de Atividades Regionais da SOGIRGS

Membro da Comissão Nacional de Especialidade PTGI da FEBRASGO

Professora do Programa de Pós-Graduação em Ginecologia e Obstetrícia (PPGGO) da Universidade Federal do Rio Grande do Sul (UFRGS)

Neide Aparecida Tosato Boldrini

Mestrado em Doenças Infecciosas pela UFES

Residência Médica em Ginecologia e Obstetrícia pela UFES

Doutorado em Doenças Infecciosas pela UFES

Professora Adjunta da Disciplina de Ginecologia e Obstetrícia da Universidade Federal do Espírito Santo

Presidente da Associação Brasileira de Patologia do Trato Genital Inferior e Colposcopia da ABPTGIC, Capítulo 5

Nilma Antas Neves

Mestrado em Assistência Materno-infantil pela Universidade Federal da Bahia

Professora Associada III de Ginecologia do Departamento de Ginecologia, Obstetrícia e Reprodução da Universidade Federal da Bahia

Membro da Comissão de Vacinas da FEBRASGO

Membro da Diretoria Científica da Associação Brasileira de Patologia do Trato Genital Inferior e Colposcopia (ABPTGIC)

Patrícia Napoli Belfort Mattos

Doutorado em Tocoginecologia pela Universidade Estadual de Campinas (UNICAMP)

Professora Livre-docente em Tocoginecologia da Universidade Estadual de Campinas (UNICAMP)

Professora Associada do Departamento de Tocoginecologia da Universidade Federal do Rio Grande do Norte (UFRN)

Raquel Autran Coelho Peixoto

Residência em Ginecologia e Obstetrícia pela MEAC/UFC (Universidade Federal do Ceará)

Doutorado em Ciências pela UNIFESP/EPM

Professora Adjunta de Ginecologia do Departamento de Saúde da Mulher, Criança e Adolescente da UFC

Membro da FEBRASGO

Membro da Associação Brasileira de Patologia do Trato Genital Inferior e Colposcopia (ABPTGIC)

Sidney Roberto Nadal

Livre-docente em Cirurgia Geral pela Faculdade de Ciências Médicas da Santa Casa de São Paulo

Membro Titular e Especialista em Coloproctologia pela Sociedade Brasileira de Coloproctologia e Associação Médica Brasileira

Presidente Eleito da Sociedade Brasileira de Coloproctologia (2018-2019)

Membro Titular e Mestre do Capítulo São Paulo do Colégio Brasileiro de Cirurgiões (2016-2017)

Supervisor da Equipe Técnica de Proctologia do Instituto de Infectologia Emilio Ribas

Silvana Maria Quintana

Mestre em Tocoginecologia pela Faculdade de Medicina de Ribeirão Preto da Universidade de São Paulo

Doutorado em Tocoginecologia pela Faculdade de Medicina de Ribeirão Preto da Universidade de São Paulo

Professora Associada Livre-docente do Departamento de Ginecologia e Obstetrícia da Faculdade de Medicina de Ribeirão Preto da Universidade de São Paulo

Vice-presidente da Comissão Especializada de Patologia do Trato Central da FEBRASGO Secretária da SOGESP (2018-2019)

Walquíria Quida Salles Pereira Primo

Professora Adjunta do Departamento de Ginecologia da Universidade de Brasília

Membro da Comissão de Ginecologia Oncológica da FEBRASGO

Membro da Diretoria da Associação Brasileira de Patologia do Trato Genital Inferior e Colposcolpia (ABPTGIC)

Diretora Científica da SGOB

Yara Lucia Mendes Furtado de Melo

Mestrado em Ginecologia pela Universidade Federal do Rio de Janeiro (UFRJ)

Residência em Ginecologia e Obstetrícia no Instituto Fernandes Figueira (FIOCRUZ)

Doutorado em Ciências Cirúrgicas pela Universidade Federal do Rio de Janeiro (UFRJ)

Professora Adjunta da Universidade Federal do Estado do Rio de Janeiro (UNIRIO)

Professora Adjunta da Universidade Federal do Rio de Janeiro (UFRJ)

Coordenadora da Disciplina de Ginecologia da Universidade Federal do Rio de Janeiro (UFRJ)

Agradeço a todos os autores pela excelência na confecção dos capítulos. Estes colegas dedicaram algumas horas de estudo para poder dividir seus conhecimentos na Patologia do Trato Genital Inferior e da Colposcopia. O dom de ensinar é inerente a cada um que trabalhou neste Atlas.

Agradeço também ao Prof. Dr. Cesar Fernandes, presidente da Febrasgo, e ao Prof. Dr. Marcos Felipe, diretor científico da Febrasgo, por acreditarem nesta obra e pelo estímulo sempre positivo para que pudéssemos seguir em frente com este trabalho.

Neila Maria de Góis Speck

Nosso Atlas de Colposcopia apresenta a experiência de vários formadores de opinião no meio científico, da patologia do trato genital inferior e colposcopia (PTGIC).

Com riqueza de imagens, discriminamos cada item da classificação colposcópica estabelecida pela Federação Internacional de Patologia Cervical e Colposcopia (IFCPC-Rio de Janeiro, 2011), de forma explicativa, para que o leitor, estudioso da PTGIC possa imergir nos conhecimentos da área.

No nosso país não há um Atlas com o conteúdo apresentado, apenas publicações internacionais em outros idiomas, portanto isso facilitará o entendimento de detalhes colposcópicos.

O conteúdo explicativo de forma didática auxiliará também no treinamento para obtenção do título de qualificação em colposcopia oferecido pela Associação Brasileira de Patologia do Trato Genital Inferior e Colposcopia (ABPTGIC).

Esperamos que o nosso leitor aproveite ao máximo o conteúdo.

Neila Maria de Góis Speck
Presidente da Comissão Nacional Especializada do Trato Genital Inferior

Adriana Bittencourt Campaner
Secretária da Comissão Nacional Especializada do Trato Genital Inferior

Silvana Maria Quintana
Vice-presidente da Comissão Nacional Especializada do Trato Genital Inferior

Dedicatória, *v*

Editora, *vii*

Coeditoras, *ix*

Colaboradores, *xi*

Agradecimentos, *xvii*

Apresentação, *xix*

Capítulo
1

Exame Colposcópico | Material e Técnica, *1*

Julisa Chamorro Lascasas Ribalta
Fernanda Kesselring Tso

Exame colposcópico, *3*
Aparelho, *3*
Focalização, *4*
Preparo da paciente, *5*
Época do exame e cuidados prévios, *5*
Instrumentais e materiais de apoio, *5*
Soluções, *7*
Rotina do exame, *7*

Capítulo
2

Terminologia Colposcópica, *11*

Adriane Cristina Bovo
Neide Aparecida Tosato Boldrini
Ana Katherine da Silveira Gonçalves de Oliveira

Introdução, *13*
Terminologia colposcópica conforme IFCPC (Rio 2011), *16*
    Avaliação geral, *16*
Adequado ou inadequado, *17*
Visibilidade da junção escamocolunar (JEC), *18*
Tipo de zona de transformação, *19*

Capítulo 3

Achados Colposcópicos Normais, 23

Yara Lucia Mendes Furtado de Melo
Silvana Maria Quintana
José Eleutério Jr.

Introdução, 25
Achados colposcópicos normais, 27
   Epitélio escamoso original, 28
Aspectos colposcópicos do epitélio escamoso, 29
   Epitélio colunar, 29
Aspectos colposcópicos do epitélio colunar, 30
   Ectopia, 30
Aspectos colposcópicos da ectopia, 31
   Epitélio escamoso metaplásico, 31
Aspectos colposcópicos do epitélio escamoso metaplásico, 33
Zona de transformação (Figuras 3.12 e 3.13), 34
Modificações histológicas do colo gravídico, 35
Deciduose da gestação, 35
Aspectos colposcópicos da deciduose, 35

Capítulo 4

Achados Colposcópicos Anormais, 39

Neila Maria de Góis Speck
Adriana Bittencourt Campaner
Patrícia Napoli Belfort Mattos

Introdução, 41
Epitélio acetobranco, 42
Epitélio acetobranco tênue, 43
Epitélio acetobranco denso, 43
Orifícios glandulares espessados, 45
Mosaico, 46
Mosaico fino, 46
Mosaico grosseiro, 47
Pontilhado, 48
Pontilhado fino, 49
Pontilhado grosseiro, 50
Sinal da margem interna *(inner border sign)*/sinal da crista
   (sobrelevado) | Sinal do cume *(ridge sign)*, 51
Sinal da margem interna *(inner border sign)*, 52
Sinal da crista (sobrelevado) | Sinal do cume *(ride sign)*, 54
Achados não específicos, 54
Leucoplasia (queratose ou hiperqueratose), 55
Erosão, 56
Coloração por Lugol ou teste de Schiller, 57

Sumário **xxiii**

Capítulo
5

Suspeita de Invasão, 59

Jefferson Elias Cordeiro Valença
José Humberto Belmino Chaves
Walquíria Quida Salles Pereira Primo

Introdução, *61*
Avaliação colposcópica, *62*

Capítulo
6

Miscelânea, 67

Maria Inês de Miranda Lima
Mila Pontremoli Salcedo
Neila Maria de Góis Speck

Introdução, *69*
Zona de transformação congênita, *69*
Condiloma, *71*
Pólipo, *72*
Inflamação, *75*
Estenose, *76*
Anomalias congênitas, *78*
   Agenesia, *78*
   Duplicidade, *78*
   Hipertrofia, *79*
   Sequela cicatricial pós-tratamento, *79*
   Endometriose, *80*

Capítulo
7

Técnicas de Conização, 83

Lenira Maria Queiroz Mauad
Nilma Antas Neves

Introdução, *85*
Conização a *laser*, *86*
Conização com bisturi frio, *87*
SWETZ ou NETZ, *87*
Técnica, *87*
Exérese das zonas de transformação tipos 1, 2 e 3, *91*
Equipamento e materiais, *91*
   Colposcópio, *91*
   Técnica (Fig. 7.8), *93*
   Recomendaçõess, *94*
Peça cirúrgica, *95*
Critérios de elegibilidade para realização da exérese da
   zona de transformação com LEEP, *96*
Critérios de elegibilidade para realizar a abordagem "veja e
   trate" *(see and treat)*, *96*

Capítulo 8

Vaginoscopia, *99*

Marcia Fuzaro Terra Cardial
Raquel Autran Coelho Peixoto

Introdução, *101*
Indicações da colposcopia vaginal, *102*
Técnica de exame, *102*
Achados colposcópicos, *103*
Técnica de biópsia, *107*

Capítulo 9

Vulvoscopia, *111*

Isabel Cristina Chulvis do Val Guimarães
Ana Carolina S. Chuery

Introdução, *113*
Achados normais, *114*
Achados anormais, *115*
Achados vários/miscelânea, *120*
Suspeita de malignidade, *121*
Achados colposcópicos anormais/outros achados de
   magnificação, *122*

Capítulo 10

Peniscopia, *127*

Ana Carolina Alves Rosário de Sica
Adriana Bittencourt Campaner
Maria dos Anjos Neves Chaves

Introdução, *129*
Técnica do exame, *130*
Indicações, *131*
Achados colposcópicos, *132*
Outras lesões infecciosas, *141*

Capítulo 11

Imagens em Anuscopia, *147*

Sidney Roberto Nadal

Capítulo 12

Sistema de Bethesda para Testes de Papanicolaou (2014) e Nomenclaturas Histopatológicas, *155*

Gustavo Rubino de Azevedo Focchi

Tipo de espécime, *157*
Adequação da amostra, *157*
Categoria geral (opcional), *157*
Interpretação/Resultado, *158*
   Achados não neoplásicos, *158*
   Organismos, *158*
   Outros, *159*

Células epiteliais anormais, *159*
    Células escamosas, *159*
    Células glandulares, *159*
Outras neoplasias malignas (especificar), *160*
    Teste adjuvante, *160*
Classificação/nomenclaturas histopatológicas das lesões
  pré-invasivas escamosas cervicais, *160*

Capítulo
13

Apêndice, *161*

Neila Maria de Góis Speck

Colaboradoras do capítulo com sessão de imagens
Julisa Chamorro Lascasas Ribalta
Maria dos Anjos Neves Chaves

Terminologia colposcópica da IFCPC, *163*

A-1 Avaliação geral, *163*
    A-1.1 Colposcopia adequada: colo visível, *163*
    A-1.2 Colposcopia inadequada, *164*
        A-1.2.1 Por inflamação acentuada, *164*
        A-1.2.2 Por atrofia acentuada, *164*
        A-1.2.3 Colo não visível por anel estenótico
            do terço superior de vagina, *165*
    A-1.3 Visibilidade da JEC, *165*
        A-1.3.1 Totalmente visível, *165*
        A-1.3.2 Parcialmente visível, *166*
        A-1.3.3 Não visível, *166*
    A-1.4 Zona de transformação, *167*
        A-1.4.1 Tipo 1 – totalmente ectocervical, com
            orifícios glandulares ao redor do
            epitélio colunar exposto (ectopia), *167*
        A-1.4.2 Tipo 2 – orifícios glandulares e
            achados anormais com epitélio
            acetobranco tênue e mosaico regular
            adentrando o canal com limite visível, *167*
        A-1.4.3 Tipo 3 – epitélio acetobranco denso
            adentrando o canal e limite cranial
            não visível, *168*
A-2 Achados colposcópicos normais, *169*
    A-2.1 Epitélio escamoso, *169*
        A-2.1.1 Maduro, *169*
        A-2.1.2 Atrófico, *169*
    A-2.2 Epitélio colunar – ectopia, *170*
    A-2.3 Epitélio metaplásico, *171*
        A-2.3.1 Orifícios glandulares, *171*
        A-2.3.2 Cistos de Naboth, *172*
    A-2.4 Deciduose da gravidez, *173*

xxvi ATLAS DE COLPOSCOPIA

A-3 **Achados colposcópicos anormais,** *174*
   A-3.1 Avaliação geral, *174*
      A-3.1.1 Lesão dentro da zona de transformação, *174*
      A-3.1.2 Lesão fora da zona de transformação, *174*
      A-3-1-3 Lesão ocupando toda a superfície ectocervical, envolvendo os 4 quadrantes do colo uterino, *175*
   A-3.2 Achado colposcópico grau 1, *175*
      A-3.2.1 Epitélio acetobranco tênue, *175*
      A-3.2.2 Mosaico fino, *176*
      A-3.2.3 Pontilhado fino, *176*
   A-3.3 Achados colposcópicos grau 2, *177*
      A-3.3.1 Epitélio acetobranco denso, *177*
      A-3.3.2 Orifícios glandulares espessados (associado a epitélio acetobranco denso), *178*
      A-3.3.3 Mosaico grosseiro (associado a pontilhado), *179*
      A-3.3.4 Mosaico grosseiro (associado a orifícios espessados), *179*
      A-3.3.5 Pontilhado grosseiro (associado a queratose), *180*
      A-3.3.6 Sinal da margem interna, *180*
      A-3.3.7 Sinal da crista, *181*
   A-3.4 Achados colposcópicos não específicos, *182*
      A-3.4.1 Queratose, *182*
      A-3.4.2 Erosão, *183*
      A-3.4.3 Captação do lugol negativa, *184*

A-4 **Suspeita de invasão,** *184*
   A-4.1 Vasos atípicos (*seta preta*) e ulceração (*seta verde*), *184*
   A-4.2 Tumor em lábio posterior do colo com extensão para fórnice posterior, *185*
   A-4.3 Atipia vascular, *185*
   A-4.4 Ulceração, tumor, necrose, atipia vascular, *186*
   A-4.5 Tumor, *186*

A-5 **Miscelânea,** *187*
   A-5.1 Zona de transformação congênita, *187*
   A-5.2 Condiloma, *188*
   A-5.3 Pólipo, *189*
   A-5.4 Inflamação (colpite difusa e focal), *189*
   A-5.5 Estenose (orifício uterino estreito pós-cautério), *190*
   A-5.6 Anomalia congênita, *190*
      A-5.6.1 Dois colos, *190*
      A-5.6.2 Adenose, *191*
   A-5.7 Sequela pós-tratamento, *191*
   A-5.8 Endometriose, *192*

Terminologia colposcópica da vagina, *193*

A-1 Achados colposcópicos normais, *193*

A-1.1 Epitélio escamoso original, *193*

A-1.1.1 Maduro, *193*

A-1.1.2 Atrófico (petéquias traumáticas decorrentes do exame sobre epitélio fino), *194*

A-2 Achado colposcópico anormal, *195*

A-2.1 Achado grau I (menor), *195*

A-2.1.1 Epitélio acetobranco tênue e sua correspondência com o lugol, *195*

A-2.2 Achado grau II (maior), *196*

A-2.2.1 Epitélio acetobranco denso, *196*

A-2.2.2 Mosaico e pontilhado grosseiro, *196*

A-2.3 Suspeita de invasão, *197*

A-2.4 Não específico, *198*

A-2.4.1 Captação do lugol negativa, *198*

A-3 Miscelânea, *198*

A-3.1 Erosão, *198*

A-3.2 Condiloma, *199*

A-3.3 Pólipo de vagina, *200*

A-3.4 Cisto, *200*

A-3.5 Endometriose de fundo de saco posterior, *200*

A-3.6 Inflamação, *201*

A-3.7 Zona de transformação congênita, *202*

Descrições colposcópicas e casos clínicos, *203*

Índice, *215*

CAPÍTULO

1

EXAME COLPOSCÓPICO | MATERIAL E TÉCNICA

Julisa Chamorro Lascasas Ribalta

Fernanda Kesselring Tso

Exame colposcópico

Colposcopia é o método óptico estereoscópico que avalia, com magnificação de imagem, as alterações fisiológicas e/ou patológicas do revestimento do trato genital inferior da mulher. As estruturas dos epitélios escamoso e cilíndrico são observadas, assim como as condições do tecido conjuntivo subjacente aos epitélios, destacando-se a constituição da vasculatura.

Aparelho

A parte nobre do colposcópio é o cabeçote, em que estão as oculares de 12,5× de diâmetro, providas de mecanismos para acerto de distância interpupilar e para correção de dioptrias de cada observador, variando de +/– 10 dioptrias. O usuário de óculos ou lentes corretivas não precisa retirá-los para realização do exame. No canhão de pouco mais de 35 cm de comprimento estão instalados os espelhos de iluminação e conjunto de lentes convergentes. Próximo à sua extremidade distal, está o conjunto para troca de aumentos e, logo a seguir, a objetiva intercambiável de 250 a 300 mm de distância focal.

A distância entre a ocular e a objetiva e, ainda, da objetiva até a superfície do colo é chamada distância focal, que deve ser o inverso do poder da lente. A melhor observação será obtida com a distância focal de 30 cm. As lentes de 6× a 10×, ditas de baixo poder, permitem a visualização geral do ambiente cervical, com magnificação de três a quatro vezes em campos de 66 a 43 mm de diâmetro e 48 mm de campo de iluminação. Estando o seletor de aumento em 16×, obtêm-se 6 aumentos e campo de 27 mm, sendo considerado alto poder, útil para visualização de superfícies e vascularização, além de possibilitar mensuração das lesões. Os demais aumentos de 25× e 40× são úteis para descrição de minúcias vasculares em campos de 17 e 11 mm.

A fonte luminosa constitui-se atualmente de lâmpadas de diodo emissoras de luz (LED), que são conduzidas por fibra ótica, controladas por reostato; há adaptações para câmeras de fotos e filmadoras e para acoplamento de instrumentos a *laser*.

A estativa que sustenta o cabeçote e a caixa de energia pode ser móvel ou fixa à parede ou a um móvel. É provida de várias articulações para melhor mobilização durante o exame, como altura, inclinação, aproximação ou afastamento do instrumento.

Focalização

A correção da focalização é passo importante antes do início do exame propriamente dito. Estando o examinador sentado em frente ao colposcópio e este posicionado em frente à paciente, já em posição de litotomia, liga-se o aparelho, iluminando qualquer área genital externa (Figura 1.1). Fechando um dos olhos, o outro deverá focalizar o aparelho até obter a nitidez da imagem com aumento de 16× ou 25×. A seguir, repete-se o procedimento com o outro olho. Estando os dois olhos focados em separado, acerta-se a distância interpupilar de forma a se ter ambas as imagens – direita e esquerda – sobrepostas. Feito isso, é possível checar as demais lentes, sem movimentar o cabeçote e todos os aumentos deverão ser focalizados. Aquele que não estiver adequado poderá ser considerado descolimado e merece avaliação técnica. Tais ajustes não devem sofrer mais modificações, apenas as variações de posição dos diferentes alvos de exame.

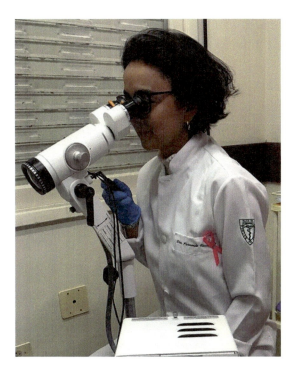

FIGURA 1.1 Focalização.

Preparo da paciente

Trata-se de um procedimento ambulatorial, sendo necessário esclarecer à paciente como será o roteiro do exame e eventuais biópsias, para que ela colabore até nos momentos mais desagradáveis, mantendo-se relaxada e confiante.

Época do exame e cuidados prévios

O período mais adequado para a realização do exame é o período ovulatório. Recomenda-se abstinência sexual nas 24 horas que antecedem o exame, interrupção do uso de cremes, pomadas ou duchas vaginais; além disso, não realizar procedimentos de acesso vaginal na véspera e, de preferência, evitar coletas de exames.

Instrumentais e materiais de apoio

Em mesa auxiliar colocada de modo acessível ao lado do examinador, haverá espéculos de Collins de tamanhos variados, espéculos endocervicais de Kogan ou de Nicolau, pinças porta-algodão, pinças e ganchos de apoio, afastadores de paredes vaginais, pinças de biópsia, pequenas curetas, dermátomos de Keys e histerômetro (Figura 1.2). Além disso, é necessário que haja espátulas, escovinhas endocervicais, lâminas de vidro para coleta de citologia, frascos com fixador para material citológico, frascos com formaldeído a 10% para biópsias, seringas e agulhas, anestésicos, gel lubrificante, chumaços de algodão, gazes, tampões vaginais e luvas. Deve ainda conter frasco de gel de percloreto férrico, a solução de Monsel (Hemogin®, no Brasil) (Figura 1.3).

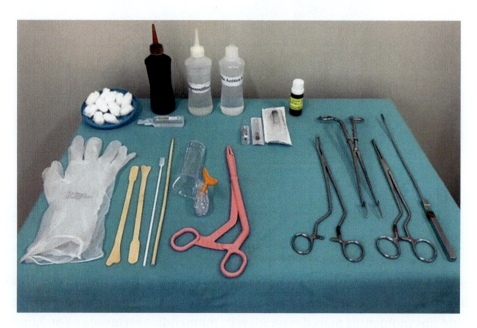

FIGURA 1.2 Mesa acessória com pinça e soluções.

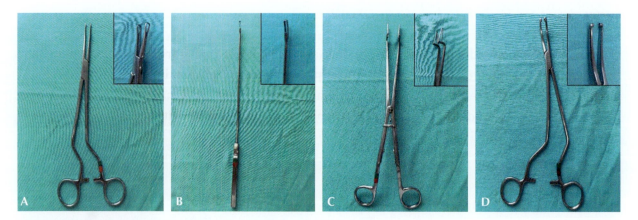

FIGURA 1.3 (A) Pinça afastadora de canal de Nicolau. (B) Cureta fenestrada de canal. (C) Afastador Menken ou Kogan de canal. (D) Pinça de biópsia.

Soluções

Durante as diferentes etapas do exame são utilizadas soluções que devem estar ao alcance do examinador, em ordem de sequência:

- Solução fisiológica a 0,9% para limpeza de muco, sangue e secreções vaginais

- Ácido acético em solução a 3% e 5%, para evidenciar as diferentes imagens – trata-se de substância mucolítica; promove coagulação de citoqueratinas e é discreto vasoconstritor

- Solução de Lugol para teste de Schiller. O iodo reage com o glicogênio intracelular, promovendo coloração marrom-escura no epitélio escamoso maduro e alaranjada nas áreas onde houve o consumo do glicogênio

- Hipossulfito de sódio em solução a 1%, para a retirada da coloração da solução iodetada quando necessária a repetição do exame desde o início.

Rotina do exame

O examinador deve ficar sentado logo atrás do colposcópio, posicionado à frente da paciente e comodamente com as costas retificadas, com oculares do aparelho na altura de seus olhos. Inicia-se o exame fazendo a visualização macroscópica dos genitais externos. Segue-se a colocação do espéculo vaginal autoestático, de acordo com as dimensões do óstio vaginal, sem lubrificante ou, quando muito, molhado com solução fisiológica.

Com auxílio do colposcópio, observa-se, então, o conteúdo vaginal, a quantidade, a consistência, a coloração e o odor. Pode-se fazer pHmetria de paredes e coleta para exame a fresco. Após completado o afastamento das paredes vaginais e centralizado o colo uterino, se for necessário, realiza-se a coleta de esfregaço para exame citológico cervicovaginal. Cabe ressaltar, no entanto, que a coleta do material pode traumatizar as estruturas, e o ideal é que a coleta citológica seja realizada em tempo diferente da colposcopia. A seguir, limpa-se o ambiente vaginal e a superfície cervical, banhando-os em solução fisiológica a 0,9%. Faz-se a visualização da angioarquitetura com aplicação do filtro verde que apresenta os vasos sanguíneos em preto sobre fundo verde-claro.

O próximo passo é o estudo do canal endocervical. Observa-se o muco cervical e suas características, a situação da junção escamocolunar – se há ou não ectopia de epitélio colunar.

A seguir, aplica-se ácido acético a 3%, banhando o colo e as paredes vaginais por aproximadamente 1 minuto. Não se deve esfregar a superfície das mucosas, pois há risco de traumatizá-las. Confirma-se a posição da junção escamocolunar, identifica-se a zona de transformação e seu tipo. Completa-se a apreciação dos aspectos normais e anormais, obtendo-se a documentação fotográfica. Termina-se esse tópico avaliando fórnices e paredes vaginais. Conclui-se com o banho da solução de Lugol, a fim de observar as variações de coloração.

Quando indicadas, procedem-se às biópsias com pinças saca-bocados ou tipo *punch*, ou, ainda, com alça de ondas de rádio de alta frequência. Os fragmentos obtidos devem ser imediatamente mergulhados em frascos contendo formaldeído a 10%, na proporção de 9 partes de fixador para 1 parte da peça obtida.

O registro dos achados deve ser imediato para que não haja esquecimentos de dados importantes. Os materiais devem ser encaminhados o mais precocemente possível para o laboratório de anatomia patológica.

Referências bibliográficas

Campaner AB, Speck NMG, Chaves MANS. O exame colposcópico. In: Campaner AB, Focchi J, Chaves MANS, Speck NMG. Melhores práticas em patologia do trato genital inferior e colposcopia. 1. ed. Barueri/SP. 2018; 1:23-35.

Girardi F. Burghardt's Colposcopia e patologia cervical – Texto e atlas. 4. ed. Tradução: Oliveira N. Editora Revinter Ltda. Rio de Janeiro. 2017; 46-74.

Mello I. Colposcopia. In: Martins NV, Campaner AB, Parellada CI et al. Patologia do trato genital inferior – Diagnóstico e tratamento. 2. ed. São Paulo. Editora Roca Ltda. 2014; 284-93.

Mello IM, Arantes Jr JC. Colposcopia e biópsia. In: Primo WQSP, Valença JEC. Doenças do trato genital inferior. Coleção FEBRASGO. 1. ed. Elsevier Editora Ltda. 2016; 29-48.

Ribalta JCL, Focchi J. Colposcopia na patologia do trato genital inferior. In: Girão MJBC, Baracat EC, Lima GR et al. Tratado de ginecologia. 1. ed. Rio de Janeiro. Editora Atheneu. 2017; 1113-25.

Tatti S. Colposcopia y patologia del tracto genital inferior. En la era de la vacunacion. 1. ed. Buenos Aires. Editora Panamericana. 2008; 360.

CAPÍTULO

2

TERMINOLOGIA COLPOSCÓPICA

Adriane Cristina Bovo

Neide Aparecida Tosato Boldrini

Ana Katherine da Silveira Gonçalves de Oliveira

Introdução

Desde 1924, a partir dos achados de Hinselmann até a colposcopia digital da atualidade, o exame colposcópico evoluiu e várias classificações foram propostas no transcorrer desse período.

O uso de nomenclatura única para descrição deste exame se faz necessário com intuito de padronizar os achados do exame e permitir uma adequada comunicação entre os colposcopistas, auxiliando nas decisões terapêuticas. Adicionalmente, os termos utilizados para descrever os achados colposcópicos devem ser de fácil interpretação e estar em correspondência com os achados histopatológicos.

Em 2008, a Federação Internacional de Patologia Cervical e Colposcopia (IFCPC) instituiu um comitê de nomenclatura durante seu congresso mundial na Nova Zelândia, com o objetivo de criar nova terminologia baseada em evidências científicas atualizadas.

A nova terminologia de colposcopia foi preparada por esse comitê após revisão crítica de terminologias anteriores, discussões *on-line* e reuniões com vários colposcopistas. Ela foi aprovada em 2011 durante o XIV Congresso Mundial de Patologia Cervical e Colposcopia realizado pela IFCPC na cidade do Rio de Janeiro. Deve ser enfatizado que um dos principais objetivos desta nova nomenclatura (Rio, 2011) (Figura 2.1) foi estabelecer uma correlação entre a terminologia e os procedimentos terapêuticos, sendo introduzidos a graduação da visibilidade da junção escamocolunar (JEC) e os tipos de excisão (Figura 2.2). Esse documento foi ainda expandido com a finalidade de incluir a terminologia da vagina (Figura 2.3).

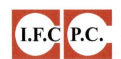

I.F.C.P.C.
International Federation for Cervical Pathology and Colposcopy
Internationale Federation für Zervixpathologie und Kolposkopie
Federacíon Internacional de Patología Cervical y Colposcopia
Fédération Internationale de Pathologie Cervicale et Colposcopie

Nomenclatura IFCPC 2011[1]
Aceita no Congresso Mundial do Rio em 5 de Julho de 2011
Presidente do Comitê de Nomenclatura: Dr. Jacob Bornstein

Terminologia colposcópica do colo uterino IFCPC 2011[1]		
Avaliação Geral	• Colposcopia adequada ou inadequada (especificar o motivo, sangramento, inflamação, cicatriz etc) • Visibilidade da junção escamocolunar: completamente visível, parcialmente visível e não visível • Zona de transformação Tipo 1, 2 ou 3	
Achados colposcópicos normais	Epitélio escamoso original • Maduro • Atrófico Epitélio colunar • Ectopia Epitélio escamoso metaplásico • Cistos de Naboth • Orifícios (glândulas) abertos Deciduose na gravidez	
Achados colposcópicos anormais	Princípios gerais	**Localização da lesão**: Dentro ou fora da ZT e de acordo com a posição do relógio **Tamanho da lesão**: Número de quadrantes do colo uterino envolvidos pela lesão e tamanho da lesão em porcentagem do colo uterino.
	Grau 1 (Menor)	Epitélio acetobranco tênue, de borda irregular ou geográfica.	Mosaico fino, Pontilhado fino
	Grau 2 (Maior)	Epitélio acetobranco denso, Acetobranqueamento de aparecimento rápido, orifícios gladulares espessados	Mosaico grosseiro, Pontilhado grosseiro Margem demarcada, Sinal de margem interna Sinal da crista (sobrelevado)
	Não específico	Leucoplasia (queratose, hiperqueratose), erosão, captação da solução de lugol: positiva (corado) ou negativa (não corado) teste de Schiller negativo ou positivo	
Suspeita de invasão	Vasos atípicos Sinais adicionais: vasos frágeis, superfície irregular, lesão exofítica, necrose, ulceração (necrótica), neoplasia tumoral/grosseira	
Miscelânea	Zona de transformação congênita, condiloma, pólipo (ectocervical/endocervical), inflamação, esternose, anomalia congênita, sequela, pós-tratamento, endometriose.	

[1]Bornstein J, Bentley J, Bosze P, Girardi F, Haefner H. Menton M, Perrotta M, Prendiville W. Russell P, Sideri M, Strander B, Torne A, Walker P. 2011 IFCPC colposcopic nomenclature. In preparation for publication.

FIGURA 2.1 Nomenclatura da IFCPC 2011. Terminologia colposcópica do colo uterino de 2011.

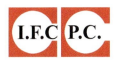
International Federation for Cervical Pathology and Colposcopy
Internationale Federation für Zervixpathologie und Kolposkopie
Federacíon Internacional de Patología Cervical y Colposcopia
Fédération Internationale de Pathologic Cervicale et Colposcopie

Terminologia colposcópica do colo uterino IFCPC 2011[1] – Apêndice	
Tipos de tratamento excisional do colo uterino	TIPO DE EXCISÃO 1,2,3
Dimensões do espécime da excisão	**Comprimento**: corresponde à distância da margem distal/externa à margem proximal/interna. **Espessura**: distância da margem estromal à superfície do espécime excisado. **Circunferência (opcional)**: perímetro do espécime excisado.

[1]Bornstein J, Bentley J, Bosze P, Girardi F, Haefner H. Menton M, Perrotta M, Prendiville W. Russell P, Sideri M, Strander B, Torne A, Walker P. 2011 IFCPC colposcopic nomenclature. In preparation for publication.

FIGURA 2.2 Nomenclatura da IFCPC 2011. Tipos de excisão.

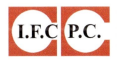
International Federation for Cervical Pathology and Colposcopy
Internationale Federation für Zervixpathologie und Kolposkopie
Federacíon Internacional de Patología Cervical y Colposcopia
Fédération Internationale de Pathologic Cervicale et Colposcopie

Terminologia colposcópica da vagina IFCPC 2011[1]		
Avaliação geral	Colposcopia adequada ou inadequada (especificar o motivo, sangramento, inflamação, cicatriz etc.)	
Achados colposcópicos normais	Epitélio escamoso original • Maduro • Atrófico	
Achados colposcópicos anormais	Pricípios gerais	Terço superior / 2 terços inferiores Anterior/posterior/lateral (direito ou esquerdo)
	Grau 1 (menor)	Epitélio acetobranco tênue Mosaico fino Pontilhado fino
	Grau 2 (maior)	Epitélio acetobranco denso Mosaico grosseiro Pontilhado grosseiro
	Suspeita de invasão	Vasos atípicos **Sinais adicionais**: vasos frágeis, superfície irregular, lesão exofítica, necrose, ulceração (necrótica), neoplasia tumoral/grosseira
	Não específico	Epitélio colunar (adenose) Captação da solução de lugol: positivo (corado) ou negativa (não corado) (teste de Schiller negativo ou positivo)
Miscelânea	Erosão (traumática) condiloma, pólipo, cisto, endometriose, inflamação esternose vaginal. Zon de transformação congênita	

A terminologia colposcópica da IFCPC para a vulva está pendente.

[1]Bornstein J, Bentley J, Bosze P, Girardi F, Haefner H. Menton M, Perrotta M, Prendiville W. Russell P, Sideri M, Strander B, Torne A, Walker P. 2011 IFCPC colposcopic nomenclature. In preparation for publication.

FIGURA 2.3 Terminologia colposcólpica da vagina. IFCPC 2011.

Dentre as principais modificações apresentadas na classificação atual (Rio, 2011), encontra-se a inserção do tópico "Avaliação Geral" no início da descrição do exame, com a finalidade de enfatizar que o exame colposcópico deve iniciar com avaliação do grau de adequabilidade, ou seja, se o exame é adequado ou inadequado. O exame, ao ser considerado inadequado, deve constar o motivo (inflamação, sangramento, cicatriz etc.). Essas denominações substituíram os termos satisfatório e insatisfatório previamente usados na classificação colposcópica anterior (Barcelona 2002).

Foram inseridos ainda outros detalhes, tais como a localização da lesão – se dentro ou fora da zona de transformação (ZT) – e os determinantes de seu tamanho e localização. A presença de lesões localizadas dentro da ZT é considerada fator de risco independente para lesão de alto grau ou invasiva. O tamanho da lesão também tem sido considerado fator preditivo para alto grau. Portanto, são consideradas relevantes informações como tamanho (porcentagem da cérvice acometida), número de quadrantes acometidos pela lesão e localização pela posição do relógio. Adicionalmente, dois novos sinais foram incluídos na terminologia: o "sinal da borda interna" e o "sinal da crista". Os seguintes termos foram também incorporados ao tópico de achados de miscelâneas: ZT congênita, pólipo (ectocervical ou endocervical), estenose, anomalia congênita e alterações pós-tratamento.

A terminologia introduziu ainda a padronização dos tipos de tratamento de excisão cervical e as dimensões das amostras excisadas.

Além disso, a nova nomenclatura inclui uma sugestão de terminologia colposcópica direcionada à vagina, visto que esta pode ser também sítio de várias lesões induzidas pelo HPV, primária ou secundária a lesões cervicais.

A Federação Internacional de Patologia Cervical e Colposcopia recomendou que a terminologia vigente de 2011 substitua todas as outras anteriores e fosse implementada para diagnóstico, tratamento e pesquisa a partir de sua aprovação.

Terminologia colposcópica conforme IFCPC (Rio 2011)

Avaliação geral

Neste tópico, incluem-se, além de informações sobre a adequabilidade do exame, aspectos inerentes à visibilidade da JEC e da zona de transformação (ZT) (tipos 1, 2 ou 3). Assim, a descrição do exame deve constar as três variáveis:

- Adequado ou inadequado, com a razão dada
- Visibilidade da JEC
- Tipo de zona de transformação (ZT)

Adequado ou inadequado

A nomenclatura colposcópica tem início com uma base fundamentalmente importante: se o exame colposcópico é "adequado" (factível) ou "inadequado" (não factível). Se é inadequado, a razão pela qual é inviável deve ser declarada. Essa mudança visa enfatizar que nos casos em que a colposcopia foi inadequada devido, por exemplo, a processo inflamatório (Figura 2.4) ou atrofia (Figura 2.5), é necessário realizar um exame de controle após o tratamento.

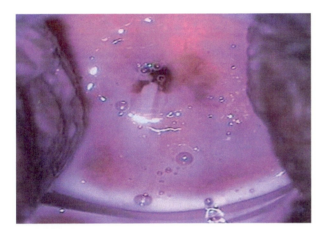

FIGURA 2.4 Colo com aspecto inflamatório, fluxo vaginal bolhoso, muco turvo.
Fonte: Acervo da Dra. Neide Aparecida Tosato Boldrini.

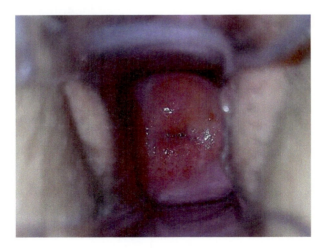

FIGURA 2.5 Colo de mulher menopausada sem reposição hormonal, JEC invisível.
Fonte: Acervo da Dra. Ana Katherine da Silveira Gonçalves de Oliveira.

ATLAS DE COLPOSCOPIA

É relevante ainda ressaltar que mesmo que a JEC não seja totalmente visível, o exame colposcópico ainda pode ser considerado adequado. Apenas quando a avaliação do colo estiver prejudicada por inflamação, sangramento ou distorções cicatriciais o exame deve ser considerado inadequado. Algumas dessas situações podem ser corrigidas (atrofia ou inflamação), tornando o exame adequado posteriormente, mas algumas outras como distorções pós-procedimentos (cauterização, conização, radioterapia prévia) tornam o exame inadequado de forma permanente.

Visibilidade da junção escamocolunar (JEC)

A colposcopia só pode fornecer informações sobre a parte visível da zona de transformação (ZT). O limite entre epitélio escamoso e colunar é uma borda pontiaguda e frequentemente demarcada entre o epitélio colunar e o epitélio escamoso metaplásico, e é mais ou menos visível na colposcopia. Tal limite constitui a margem "interna" da zona de transformação (ZT). Pode ser "completamente visível", "parcialmente visível" ou mesmo "não visível.

As estruturas da JEC são mais claramente visíveis após a aplicação do ácido acético. As informações quanto à localização e visibilidade da JEC são relevantes, pois indicam a possibilidade de avaliar satisfatoriamente toda a extensão epitelial em que seja possível identificar áreas atípicas, assim como definem o tipo de excisão quando o tratamento for indicado.

A JEC pode estar localizada tanto na ecto ou na endocérvice, dependendo do estado hormonal da mulher. Adicionalmente, outros fatores contribuem para a visibilidade da JEC, tais como uso de anticoncepcionais hormonais e procedimentos cervicais prévios como partos, cauterizações, conizações etc.

Além de favorecer maior exposição do epitélio endocervical na ectocervical, o uso de anticoncepcionais hormonais também causa borramento da borda epitelial da JEC, além de estimular o processo metaplásico, o que pode tornar a JEC ainda menos demarcada.

Em mulheres com mais de 50 anos de idade, frequentemente observa-se que a JEC se localiza dentro do canal endocervical. Muitas vezes, a JEC não fica visível pela presença de muco opaco e espesso decorrente da atrofia das glândulas endocervicais e por graus variáveis de estenose do orifício cervical externo.

Tipo de zona de transformação

A metaplasia escamosa do colo uterino é processo fisiológico em que há substituição do epitélio colunar evertido na ectocérvice por epitélio escamoso recém-formado pelas células subcolunares de reserva. Tal processo acontece em consequência da exposição desse epitélio ao PH ácido vaginal. Histologicamente, o termo "zona de transformação" refere-se à área em que ocorreu metaplasia escamosa. Pode envolver o epitélio superficial e/ou as criptas, e pode consistir em epitélios escamosos metaplásicos estratificados imaturos e/ou maduros. A metaplasia pode ser processo focal, caracterizado por produção glandular de mucina, tanto na superfície como nas glândulas. A JEC original é o limite entre o epitélio escamoso original e o epitélio colunar original. A nova JEC é o limite entre o epitélio escamoso metaplásico e epitélio colunar produtor de mucina.

O conceito de transformação do epitélio glandular em escamoso (metaplasia escamosa) é fundamental para a compreensão da patogênese dos carcinomas escamosos cervicais. A distribuição das lesões precursoras do câncer cervical escamoso se correlaciona com a extensão do epitélio escamoso metaplásico, referido como ZT; JEC e ZT não são iguais. A JEC corresponde à borda interna da zona de transformação (ZT), esta sendo classificada em tipos 1, 2 e 3 de acordo com a sua visibilidade.

A zona de transformação (ZT) é classificada como tipo 1 quando está localizada totalmente na ectocérvice (Figura 2.6). Já as zonas de transformação

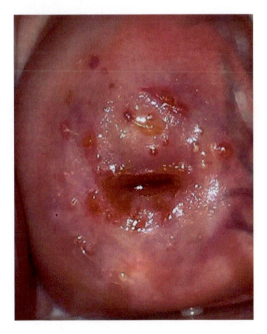

FIGURA 2.6 Colo com zona de transformação (ZT) tipo 1.
Fonte: Acervo da Dra. Adriane Cristina Bovo.

(ZT) tipo 2 e 3 têm um componente endocervical, que, quando totalmente visível, classifica-se como tipo 2 (Figura 2.7). Na ZT tipo 3, o limite entre epitélio escamoso e colunar não é completamente visível, mesmo com a ajuda de instrumentos adicionais (Figura 2.8). Se for o caso, a colposcopia só pode fornecer informações sobre a parte visível da zona de transformação (ZT); entretanto, se as condições do exame colposcópico forem ótimas, esse exame ainda deve ser classificado como adequado.

Como mencionado anteriormente, um dos objetivos da comissão de nomenclatura da IFCPC é melhorar o planejamento de opções terapêuticas potencialmente necessárias. A avaliação desses dois aspectos torna isso mais fácil, por exemplo, ao planejar a excisão direcionada da lesão (tipo de excisão).

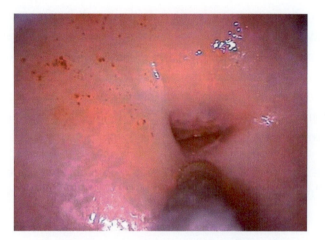

FIGURA 2.7 Colo com zona de transformação (ZT) tipo 2.
Fonte: Acervo da Dra. Isa Melo.

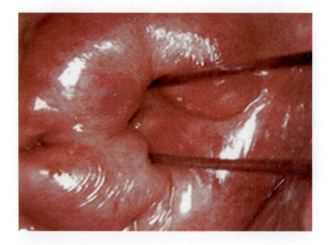

FIGURA 2.8 Colo com zona de transformação (ZT) tipo 3.
Fonte: Acervo da Dra. Isa Melo.

Três tipos diferentes de excisão são mencionados no adendo à nomenclatura, que também incluiu pela primeira vez as dimensões dos espécimes. Tais tipos descritos se relacionam aos diferentes aspectos da zona de transformação (ZT) observados na prática clínica. O objetivo é substituir a ampla variedade de termos previamente usados, recomendando-se evitar o uso dos termos: "conização", "biópsia de cone", "excisão de alça grande" e "excisão de alça", uma vez que o significado de cada um deles pode ser diferente para os inúmeros profissionais e serviços de atenção à saúde em todo o mundo.

A preocupação da IFCPC é justificada, visto que as diversas técnicas utilizadas para excisão da área afetada podem implicar em maior risco de recorrências e morbidade associadas ao procedimento.

Referências bibliográficas

Bornstein J, Bentley J, Bösze P et al. 2011 Colposcopic terminology of the International Federation for Cervical Pathology and Colposcopy. Obstet Gynecol. 2012; 120(1):166-72.

Eugenio F, Francesco P, Emanuela M et al. History of colposcopy: a brief biography of Hinselmann. J Prenat Med. 2008; 2:19-23.

Girardi F, Reich O, Tamussino K. Burghardt's colposcopy and cervical pathology. Textbook and Atlas. 4. ed. Nova York. Thieme; 2015.

Khan MJ, Werner CL, Darragh TM et al. ASCCPN Colposcopy standards: role of colposcopy, benefits, potential harms, and terminology for colposcopic practice. J Low Genit Tract Cis. 2017; 21:223-229.

Luyten A, Buttmann-Scweiger N, Hagemann I et al. Utility and reproducibility of the International Federation for Cervical Pathology and Colposcopy Classification of transformation zones in daily practice: a multicenter study of the German colposcopy network. J Lower Gen Tract Dis. 2015; 19:185-188.

Mello IM, Ribalta JCL. Classificações e terminologias colposcópicas. In: Martins, NV. Patologia do trato genital inferior: diagnóstico e tratamento. 2. ed. São Paulo. Editora Roca. 2014; 310-313.

Quaas J, Reich O, Küppers V. Explanation and use of the Rio 2011 Colposcopy Nomenclature of the IFCPC (International Federation for Cervical Pathology and Colposcopy): Rio 2011. Geburtsh Frauenheilk. 2013; 73:904-907.

Quaas J, Reich O, Küppers V. Explanation and use of the Rio 2011 Colposcopy Nomenclature of the IFCPC (International Federation for Cervical Pathology and Colposcopy): comments on the general colposcopic assessment of the uterine cervix: adequate/inadequate; squamocolumnar junction; transformation zone. Geburtshilfe Frauenheilkd. 2014; 74(12):1090-1092.

Reich O, Regauer S, Mccluggage Wg et al. Defining the cervical transformation zone and squamocolumnar junction: can we reach a common colposcopic and histologic definition? International Journal of Gynecological Pathology. 36:517-522.

CAPÍTULO

3

ACHADOS COLPOSCÓPICOS NORMAIS

Yara Lucia Mendes Furtado de Melo

Silvana Maria Quintana

José Eleutério Jr.

Introdução

A realização do exame colposcópico permite observar detalhadamente o colo uterino e caracterizar os achados visualizados auxiliando no manejo mais adequado da paciente. De acordo com a Terminologia Colposcópica da International Federation for Cervical Pathology and Colposcopy (IFCPC), os achados colposcópicos foram divididos em normais, anormais, suspeitos de invasão e miscelânea, além de terem sido incluídos os achados normais e anormais da vagina nessa terminologia. Neste capítulo, serão abordados os achados colposcópicos normais do colo do útero ou cérvice.

O colo uterino consiste na porção inferior do útero, preenche os fundos de saco vaginal e varia de tamanho e formato de acordo com a idade, a paridade e o estado hormonal da mulher. Didaticamente, destacam-se as seguintes estruturas:

- Ectocérvice: porção do colo uterino visível ao exame especular. No colo com anatomia padrão, a ectocérvice é recoberta por epitélio estratificado escamoso não queratinizado (Figura 3.1), que é oriundo do seio urogenital.

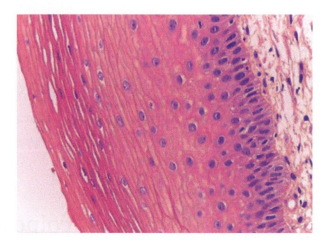

FIGURA 3.1 Corte histológico do epitélio escamoso estratificado não queratinizado da ectocérvice (HE 100×).
Fonte: Acervo do Dr. José Eleutério Jr.

- Endocérvice ou canal endocervical: estende-se do orifício cervical externo (OCE) ao orifício cervical interno (OCI). O canal endocervical é revestido por epitélio colunar (Figura 3.2) que tem origem mülleriana (ductos de Müller). No colo uterino ideal, o epitélio cilíndrico está localizado na endocérvice, e geralmente apresenta uma única camada formada por células cilíndricas produtoras de muco.

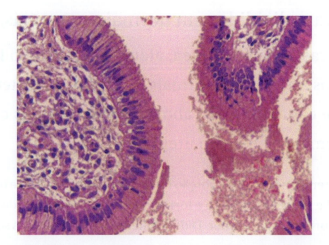

FIGURA 3.2 Corte histológico do epitélio cilíndrico da endocérvice (HE 100×).
Fonte: Acervo do Dr. José Eleutério Jr.

- Junção escamocolunar (JEC): o encontro dos epitélios estratificado escamoso e cilíndrico é chamado JEC. A localização da JEC varia conforme estímulos hormonais e a faixa etária da mulher, mas, no colo ideal, localiza-se junto ao OCE do colo uterino (Figura 3.3). Na junção, foram descritas as células juncionais, de característica totipotencial, que podem formar tanto epitélio escamoso como glandular. Estas células são alvo de infecção pelo papilomavírus humano (HPV) de alto risco oncogênico sabidamente associado às lesões intraepiteliais e carcinoma do colo uterino.

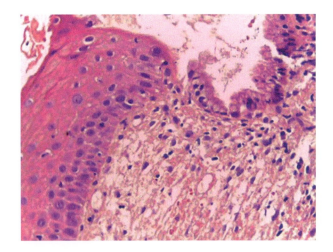

FIGURA 3.3 Corte histológico do colo uterino, em que é possível identificar a junção escamocolunar (JEC) (HE 100×).
Fonte: Acervo do Dr. José Eleutério Jr.

Achados colposcópicos normais

De acordo com a Terminologia da IFCPC 2011, os achados colposcópicos normais incluem a avaliação dos epitélios escamoso original, colunar, escamoso metaplásico e da deciduose na gestação (Tabela 3.1).

Tabela 3.1 Achados normais colposcópicos	
Epitélio escamoso original	Maduro
	Atrófico
Epitélio colunar	Ectopia
Epitélio escamoso metaplásico	Cistos de Naboth
	Orifícios (glândulas) abertos
Deciduose na gravidez	

Epitélio escamoso original

Este epitélio apresenta coloração rosa pálida à visão colposcópica (Figura 3.4) e na menacme, que se traduz histologicamente por 15 a 20 camadas de células distribuídas em basais, parabasais, intermediárias e superficiais (Figura 3.1). É chamado epitélio escamoso original quando formado na vida embrionária ou pode ser formado a partir da metaplasia escamosa na vida adulta. A maturação celular ocorre da camada basal em direção à camada superficial, traduzindo-se no aumento do tamanho da célula e redução do tamanho do núcleo, e depende da ação estrogênica. As células das camadas intermediárias contêm grande quantidade de glicogênio em seu citoplasma, que se cora de castanho-escuro ou preto depois da aplicação de solução de Lugol (Figura 3.5) e cor de magenta com o reativo de Schiff em cortes histológicos.

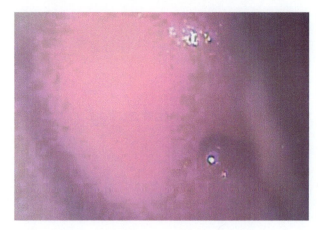

FIGURA 3.4 Visão colposcópica do epitélio escamoso estratificado.
Fonte: Acervo do Dr. José Eleutério Jr.

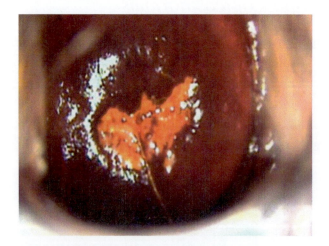

FIGURA 3.5 Visão colposcópica da reação do epitélio escamoso da ectocérvice à solução iodo iodetada (de Lugol). Não há coloração no epitélio cilíndrico.
Fonte: Acervo do Dr. José Eleutério Jr.

É chamado epitélio escamoso maduro na menacme por estímulo estrogênico ou atrófico na pós-menopausa. Sem o estímulo estrogênico, o epitélio perde a capacidade de maturação a partir da camada parabasal e não acumula glicogênio nas células das camadas intermediárias. Consequentemente, o epitélio se torna mais fino.

Aspectos colposcópicos do epitélio escamoso

O epitélio escamoso aparece como um epitélio liso translúcido com coloração rosada após a aplicação de solução salina. O epitélio escamoso original parece mais rosado (Figura 3.4) em comparação com a tonalidade em rosa-claro do epitélio metaplásico. Frequentemente, não há padrões vasculares no epitélio escamoso original. Ocasionalmente, uma rede de capilares pode ser visível neste epitélio. Após a aplicação do ácido acético, o epitélio escamoso parece opaco e pálido, em contraste com o habitual tom rosado. Na fase da aplicação da solução de Lugol, esse epitélio faz a impregnação de iodo marrom-escuro (Figura 3.5). O epitélio escamoso atrófico é mais pálido e facilmente sofre traumas, sendo possível visualizar petéquias. Devido à atrofia do epitélio, a captação do iodo é fraca.

Epitélio colunar

O epitélio cilíndrico endocervical é formado por células cilíndricas produtoras de muco, em sua maioria em única camada (Figura 3.2). Na colposcopia se apresenta com tom mais avermelhado e com evidentes projeções epiteliais (Figura 3.6). Une-se ao epitélio escamoso, formando a JEC (Figuras 3.6 e 3.7).

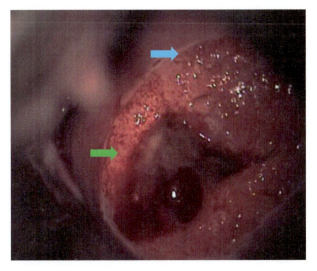

FIGURA 3.6 Visão colposcópica do epitélio cilíndrico (*seta verde*) (exposto na ectocérvice [ectopia]) e da junção escamocolunar (JEC) (*seta azul*).
Fonte: Acervo da Dra. Yara Lucia Mendes Furtado.

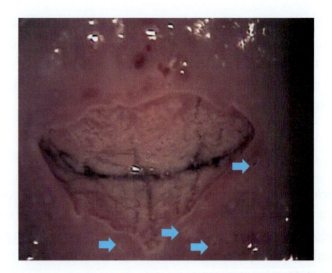

FIGURA 3.7 Visão colposcópica da junção escamocolunar (JEC). Próximo à JEC são observados orifícios glandulares (*setas*).
Fonte: Acervo da Dra. Yara Lucia Mendes Furtado.

Aspectos colposcópicos do epitélio colunar

O epitélio colunar é muito modificado pelo ácido acético – as papilas tornam-se mais claras, parecem menos vermelho-escuras e sobretudo arredondadas, individualizando-se nitidamente umas das outras e formando o aspecto de "cachos de uva" (Figura 3.6).

Ectopia

Chama-se ectopia ou ectrópio a exteriorização do epitélio cilíndrico à ectocérvice (Figura 3.6). É uma ocorrência fisiológica e normal durante a vida reprodutiva da mulher (menacme). Toda a mucosa, incluindo criptas e estroma, é exposta na ectopia. Quando as células do epitélio colunar se expõem na ectopia, elas são repetidamente destruídas pela acidez vaginal. As células subcolunares ou de reserva proliferam, produzindo hiperplasia de células de reserva que têm importante papel no processo de metaplasia (Figura 3.8).

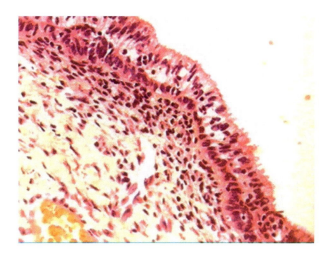

FIGURA 3.8 Corte histológico do colo do útero demonstrando hiperplasia das células de reserva (HE 100×).
Fonte: Acervo do Dr. José Eleutério Jr.

Aspectos colposcópicos da ectopia

Na fase da solução fisiológica, a ectopia aparece como uma área avermelhada em torno do orifício externo. Após a aplicação do ácido acético, é possível observar as características do epitélio colunar com o aspecto em "cachos de uva" (Figura 3.6).

Epitélio escamoso metaplásico

Com a evolução do processo de proliferação das células de reserva nas ectopias, ocorre a formação do epitélio escamoso metaplásico. À medida que o processo metaplásico progride, as células de reserva proliferam e se diferenciam para formar um epitélio metaplásico imaturo (Figura 3.9). Esse novo epitélio passa a constituir um terceiro grupo de células formando a zona de transformação (ZT) do colo uterino. Embora o processo de metaplasia seja a via mais comum para formar um novo epitélio escamoso, vale lembrar que as células juncionais também podem formar o epitélio estratificado maduro. Caso a cripta glandular esteja recoberta pelo epitélio escamoso e suas células ainda secretem, pode se formar um cisto mucoso, que é observado na colposcopia, normalmente com leve aumento da vascularização em sua superfície, chamado de cisto de Naboth ou cisto de retenção. Em outra possibilidade, a cripta não é totalmente recoberta pelo epitélio escamoso e ficam orifícios, reconhecidos na colposcopia com orifícios glandulares abertos (Figuras 3.7, 3.10, 3.13). Todos esses epitélios são hormônio-responsivos e apresentam características próprias na visualização colposcópica.

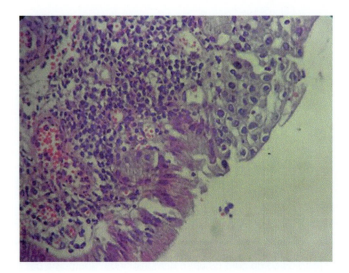

FIGURA 3.9 Corte histológico do colo uterino com quadro de metaplasia em maturação (HE 100×).
Fonte: Acervo do Dr. José Eleutério Jr.

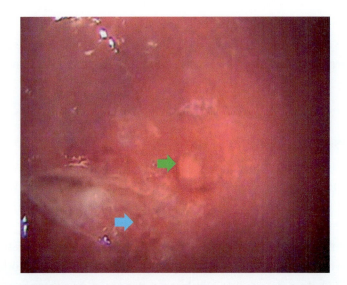

FIGURA 3.10 Visão colposcópica de epitélio metaplásico no colo uterino, em que as (*setas*) apontam orifícios glandulares (*azul*) e cisto de retenção ou de Naboth (*verde*).
Fonte: Acervo do Dr. José Eleutério Jr.

Quando ocorre a metaplasia, ou seja, onde antes havia epitélio cilíndrico glandular, passa a existir um epitélio escamoso, e alguns resquícios do epitélio glandular podem ser visibilizados na colposcopia. Normalmente, o processo de metaplasia escamosa a partir do epitélio cilíndrico exposto à ectocérvice se inicia com hiperplasia das células de reserva (Figura 3.8), seguido por metaplasia escamosa imatura (Figura 3.9), até formar o epitélio escamoso maduro (Figura 3.10).

Aspectos colposcópicos do epitélio escamoso metaplásico

O epitélio escamoso metaplásico é visualizado dentro da ZT e apresenta uma gama de aparências colposcópicas após a aplicação do ácido acético, sendo um desafio diferenciar esses achados colposcópicos em normais ou anormais em associação a lesões intraepiteliais escamosas (LIE). A metaplasia escamosa pode aparecer como aglomerado pálido distribuído irregularmente ou áreas semelhantes a folhas ou como membranas vítreas, branco-rosadas, com aberturas de criptas, com projeções em forma de língua apontando para o orifício externo. Caso o epitélio metaplásico recubra a cripta glandular cujas células ainda secretem, poderá se formar cisto mucoso chamado de cisto de Naboth ou cisto de retenção (Figura 3.10). À colposcopia, os cistos de Naboth apresentam como área de coloração branco-amarelada de tamanho variável com leve aumento da vascularização em sua superfície. Caso a cripta glandular não seja totalmente recoberta pelo epitélio metaplásico, os orifícios glandulares permanecem abertos e serão reconhecidos na colposcopia (Figuras 3.7, 3.10, 3.11, 3.12 e 3.13). Normalmente, cora parcialmente com a solução de Lugol.

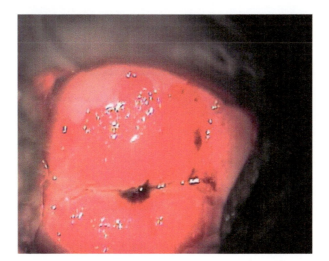

FIGURA 3.11 Colposcopia de colo uterino com metaplasia escamosa imatura.
Fonte: Acervo da Dra. Yara Lucia Mendes Furtado.

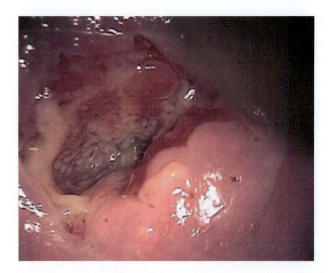

FIGURA 3.12 Colposcopia de colo uterino com metaplasia escamosa em maturação.
Fonte: Acervo da Dra. Yara Lucia Mendes Furtado.

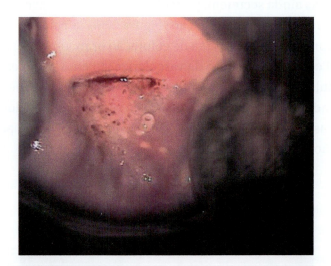

FIGURA 3.13 Colposcopia de colo uterino com metaplasia escamosa em processo final de maturação, em que se observam os orifícios glandulares.
Fonte: Acervo da Dra. Yara Lucia Mendes Furtado.

Zona de transformação (Figuras 3.12 e 3.13)

Trata-se da área que está sofrendo metaplasia escamosa cujos limites são a antiga JEC (até onde o epitélio cilíndrico se expôs na ectocérvice) e a nova JEC. As estruturas anatômicas utilizadas para identificação dessa área são a JEC e os cistos de Naboth, ou orifícios glandulares abertos. O epitélio metaplásico imaturo recém-formado pode se desenvolver em duas direções: ZT normal ou

ZT anormal, que se associa com a carcinogênese cervical. Na maioria das mulheres, o epitélio metaplásico imaturo se converte em um epitélio escamoso metaplásico maduro, semelhante ao epitélio escamoso normal que contém glicogênio; no entanto, em um pequeno percentual de mulheres, pode se desenvolver um epitélio anormal.

Modificações histológicas do colo gravídico

Essas modificações dependem do aumento da produção hormonal. Existem duas modificações estromais essenciais: vascularização e decidualização.

Na vascularização, o colo se torna hiperemiado e essa modificação se traduz por congestão, enquanto a hiperplasia e a hipertrofia vasculares provocam transudação serosa extravascular, que é responsável pelo edema permanente do córion e pelo aumento de volume do colo

Deciduose da gestação

A deciduose acomete 10% a 40% dos colos gravídicos e provoca o surgimento de aspectos particulares e específicos da gestação. É o fenômeno que ocorre em concomitância à implantação do ovo, a partir do endométrio, preparado pela progesterona. Pode ser subglandular ou subcilíndrica (no estroma do epitélio glandular) ou subescamosa (no estroma do epitélio escamoso).

Aspectos colposcópicos da deciduose

A deciduose subescamosa pode ser única ou numerosa, às vezes afastada do orifício externo. Sem aplicação de ácido acético, pode aparecer como manchas avermelhadas. Pode ser plana ou ligeiramente elevada, ter formato nodular ou tumoral, mas seus caracteres múltiplos, bem circunscritos, com forte reação ao ácido acético, possibilita o diagnóstico. À solução de Lugol, é iodo não corado. Existe também a forma ulcerada, que sangra ao coito ou ao exame clínico, mas de forma autolimitada. Na colposcopia, observa-se nessa forma de deciduose que o fundo da úlcera é limpo e tem forte reação ao ácido acético. Ao teste de Schiller, mostra iodo não corado.

A deciduose subglandular provoca reação acetobranca intensa, persistindo por tempo mais longo.

Referências bibliográficas

Beniwal S, Makkar B, Batra S et al. Comparison of vaginal versus oral estradiol administration in improving the visualization of transformation zone (TZ) during colposcopy. J Clin Diagn Res. 2016 Jul; 10(7):QC18-21.

Bornstein J, Bentley J, Bösze P et al. 2011 Colposcopic Terminology of the International Federation for Cervical Pathology and Colposcopy. Obstet Gynecol. 2012; 120(1):166-72.

Carvalho NS. Patologia do trato genital inferior e colposcopia – Manual prático com casos clínicos e questões comentadas. 1. ed. Editora Atheneu. São Paulo. 2010.

Eleutério J Jr. Noções básicas de citologia ginecológica. 1. ed. Editora Santos. São Paulo. 2003.

Herfs M, Yamamoto Y, Laury A et al. A discrete population of squamocolumnar junction cells implicated in the pathogenesis of cervical cancer. Proc Natl Acad Sci USA. 2012 Jun 26; 109(26):10516-21.

Herfs M, Crum CP. Laboratory management of cervical intraepithelial neoplasia: proposing a new paradigm. Adv Anat Pathol. 2013 Mar; 20(2): 86-94.

Herfs M, Vargas SO, Yamamoto Y et al. A novel blueprint for 'top down' differentiation defines the cervical squamocolumnar junction during development, reproductive life, and neoplasia. J Pathol. 2013 Feb; 229(3):460-8.

Marchetta J, Descamps P. Colposcopia técnica, indicações, diagnóstico e tratamento. In: Capítulo 4: Colo normal; Capítulo 1: Colposcopias Especiais. Editora Revinter, edição 2007.

Martens JE, Smedts F, van Muyden RC et al. Reserve cells in human uterine cervical epithelium are derived from müllerian epithelium at midgestational age. Int J Gynecol Pathol. 2007 Oct; 26(4):463-8.

Primo WQSP, Valença JEC. Coleção Febrasgo: Doenças do trato genital inferior. 1. ed. Editora Elsevier. Rio de Janeiro. 2016.

Reich O, Regauer S, McCluggage WG et al. Defining the cervical transformation zone and squamocolumnar junction: can we reach a common colposcopic and histologic definition? Int J Gynecol Pathol. 2017 Nov; 36(6):517-522.

Sellors JW, Sankaranarayanan R. Colposcopy and treatment of cervical intraepithelial neoplasia: a beginners' manual. International Agency for Research on Cancer. Lyon. 2003.

Tati S, Bornstein J, Prendiville W. Colposcopy; A global perspective, introduction a new IFCPC Terminology. Obstet Gynecol Clin N Am. 2013; 40:235-50.

CAPÍTULO

4

ACHADOS COLPOSCÓPICOS ANORMAIS

Neila Maria de Góis Speck

Adriana Bittencourt Campaner

Patrícia Napoli Belfort Mattos

Introdução

A classificação colposcópica que vigora atualmente foi desenvolvida em julho de 2011, durante o XIV Congresso Mundial de Patologia Cervical e Colposcopia, realizado no Rio de Janeiro. Nessa classificação, os achados colposcópicos anormais apresentam inicialmente alguns princípios gerais, nos quais é necessário descrever a localização das lesões, a localização dentro ou fora da zona de transformação (ZT) e em relação aos ponteiros do relógio. Deve-se ainda citar o número de quadrantes cervicais comprometidos pela lesão, podendo-se opcionalmente ser mencionado em porcentagens de áreas envolvidas.

Os achados anormais são divididos em: grau 1 (ou menor) – epitélio acetobranco tênue, borda irregular, geográfica; mosaico tênue, regular; pontilhado tênue, regular; grau 2 (ou maior) – epitélio acetobranco denso, aparecimento rápido do acetobranqueamento, orifícios glandulares espessados; mosaico grosseiro, pontilhado grosseiro; borda aguda, bem demarcada. Estes correspondem exatamente aos achados com alterações menores e maiores da terminologia anterior. Com relação aos achados maiores, duas imagens foram incorporadas na nomenclatura atual, que são indicativas da progressão da lesão: sinal da borda interna e sinal da crista (lesão sobrelevada).

Acrescentou-se ainda a divisão "aspectos anormais não especificados" – em que se incluem a leucoplasia, também chamada de queratose e/ou hiperqueratose, e a erosão. A coloração por Lugol ou teste de Schiller, se corado ou não, deve ser também anotada.

Sabe-se que o surgimento de características anormais em uma área localizada na ZT aumenta a probabilidade de diagnóstico de lesão neoplásica.

Epitélio acetobranco

Por ação do ácido acético, ocorre coagulação das proteínas das células epiteliais. Assim, o epitélio que funciona como um filtro para o estroma cervical torna-se opaco e não permite a passagem da luz. A imagem refletida aos nossos olhos é branca (Figura 4.1).

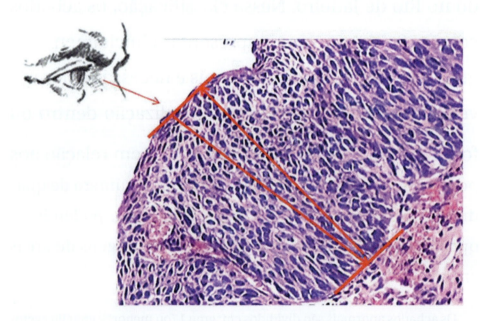

FIGURA 4.1 Imagem transmitida do epitélio acetobranco, no qual há concentração das proteínas e ocultação do estroma cervical por opacidade do epitélio.
Fonte: Acervo da Dra. Neila Maria de Góis Speck.

As células normais do epitélio escamoso contêm poucas proteínas, nas quais o citoplasma se encontra ocupado por glicogênio e núcleos picnóticos. Assim, não ocorre acetorreação. Já na célula atípica, há alto teor de proteínas, pelo fato de os núcleos estarem volumosos, com cromatina acentuada. Assim, a acetorreação é evidente, aparecendo as imagens brancas. A intensidade do branco está diretamente relacionada com a gravidade da atipia.

Epitélio acetobranco tênue

O grau de atipia é leve e a quantidade de proteínas celulares é pequena. O aparecimento após aplicação do ácido acético é lento e fugaz, com bordas indefinidas e formato geográfico e, ao teste do iodo, a coloração é parcial, pois ainda contém glicogênio nas células das camadas superficiais (Figura 4.2). Ocorre em metaplasia imatura, cicatrização, inflamação, epitélio benigno não glicogenado (BANGSE) e lesões de baixo grau.

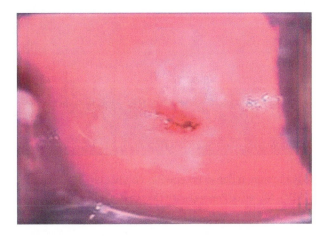

FIGURA 4.2 Epitélio acetobranco tênue margeando o orifício uterino.
Fonte: Acervo do NUPREV – Núcleo de Prevenção em Doenças Ginecológicas (Escola Paulista de Medicina).

Epitélio acetobranco denso

Com a proliferação mais acentuada do epitélio – mais camadas de atipia celular contendo mais proteínas –, as imagens passam a ficar mais densas. A imagem fica intensamente branca, com bordas bem demarcadas e perda do aspecto geográfico; o aparecimento após aplicação do ácido acético é rápido e persiste por mais tempo. O teste do iodo é totalmente negativo, pois há mínima ou ausência de células contendo glicogênio (Figuras 4.3, 4.4 e 4.5). Esta imagem ocorre nas lesões de alto grau.

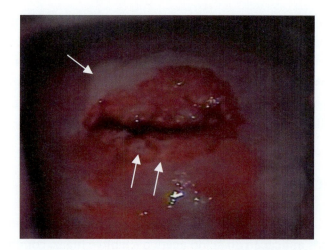

FIGURA 4.3 Epitélio acetobranco denso margeando a JEC de 10 a 1 hora e no epitélio colunar em 6 e 7 horas.
Fonte: Acervo do NUPREV – Núcleo de Prevenção em Doenças Ginecológicas (Escola Paulista de Medicina).

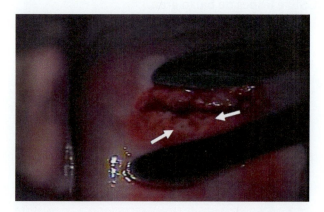

FIGURA 4.4 Epitélio acetobranco denso no epitélio colunar em 6 e 7 horas.
Fonte: Acervo do NUPREV – Núcleo de Prevenção em Doenças Ginecológicas (Escola Paulista de Medicina).

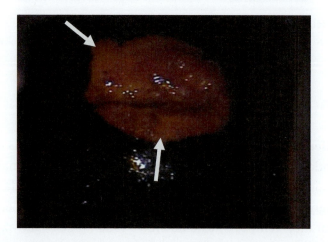

FIGURA 4.5 Correspondência no teste do iodo.
Fonte: Acervo do NUPREV – Núcleo de Prevenção em Doenças Ginecológicas (Escola Paulista de Medicina).

Orifícios glandulares espessados

A imagem é a tradução do epitélio acetobranco infiltrando a cripta glandular. O branco é acentuado ao redor de um orifício glandular aberto com relevo, muitas vezes assemelhando-se a uma "rosquinha" (*donut*) (Figuras 4.6, 4.7 e 4.8). Costuma se localizar em placas de epitélio acetobranco e eventualmente ocorre de maneira isolada. Ocorre nas lesões de alto grau.

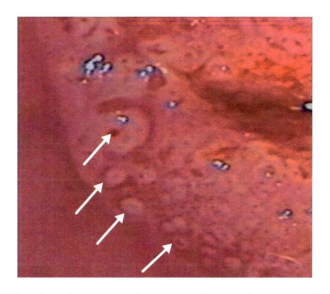

FIGURA 4.6 Orifícios glandulares espessados, mostrando o halo branco ao redor do orifício aberto parecendo um *donut*.
Fonte: Acervo do NUPREV – Núcleo de Prevenção em Doenças Ginecológicas (Escola Paulista de Medicina).

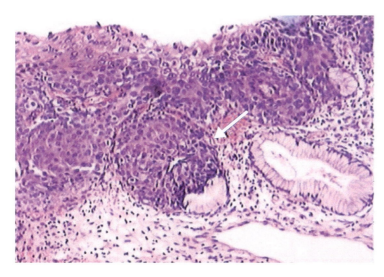

FIGURA 4.7 Corte histológico do orifício glandular infiltrado por neoplasia de alto grau.
Fonte: Acervo da Unifesp.

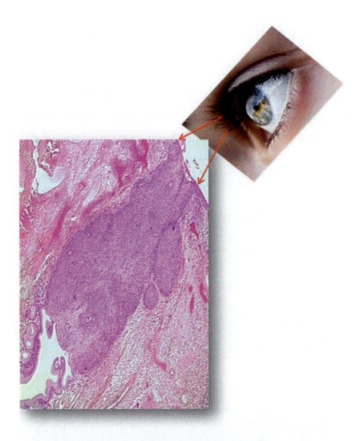

FIGURA 4.8 Visão das bordas brancas do orifício glandular envolvido com a neoplasia – *donut*.
Fonte: Acervo da Dra. Neila Maria de Góis Speck.

Mosaico

A rede vascular apresenta padrão retangular, formando imagens de mosaico ou ladrilhos. Os capilares circundam áreas de epitélio acetobranco hiperplásico, formando blocos de tamanhos e simetrias variáveis, de acordo com a gravidade histológica. As projeções epiteliais se introduzem e ramificam no tecido conjuntivo, não existindo um paralelismo da superfície com a membrana basal do epitélio. Na aplicação do ácido acético a 3%, as áreas espessas de epitélio se tornam acetobrancas (ladrilho) e as menos espessas transparecem o estroma vascular, mantendo o vermelho (margem do ladrilho).

Mosaico fino

Os retângulos são uniformes, a rede vascular é fina e o grau de proliferação epitelial é pequeno (Figura 4.9). Ocorre em processos metaplásicos e lesões de baixo grau.

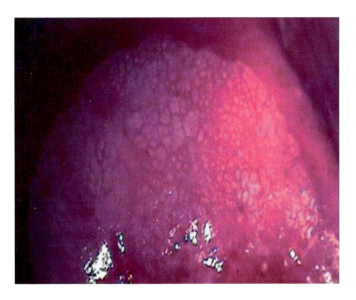

FIGURA 4.9 Mosaico fino.
Fonte: Acervo da Dra. Patrícia Napoli Belfort Mattos.

Mosaico grosseiro

As imagens se apresentam com mais acetobranqueamento, os ladrilhos são irregulares em formato e tamanho e os vasos são mais irregulares, com a borda apresentando diâmetros variáveis (Figura 4.10). As imagens são mais evidentes com o passar do efeito do ácido acético. Em geral, essas imagens ocorrem em lesões de alto grau e câncer.

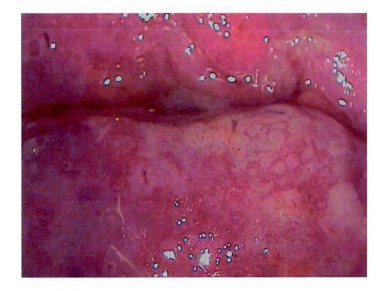

FIGURA 4.10 Mosaico grosseiro.
Fonte: Acervo da Dra. Patrícia Napoli Belfort Mattos.

Pontilhado

As imagens originadas pela associação da proliferação celular epitelial e angiogênese na formação da ZT anormal são conhecidas como pontilhado e mosaico. O pontilhado consiste na área de epitélio branco de intensidades variáveis associada a pontos vermelhos, e estes significam a presença de capilares terminais em forma de grampos enovelados, irregulares, dilatados e proeminentes que invaginam no epitélio (Figura 4.11). Quanto mais fina e regular a aparência do pontilhado, bem como uma pequena distância intercapilar, há maior probabilidade de que a lesão seja de baixo grau ou metaplásica. Quanto mais grosseiro for o pontilhado, há maior probabilidade de que a lesão seja de alto grau.

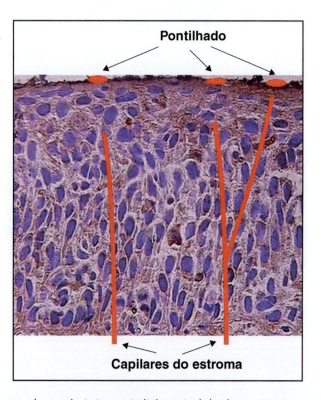

FIGURA 4.11 Imagem de neoplasia intraepitelial cervical de alto grau com esquema para mostrar os capilares do estroma que, vistos de cima, parecem pontilhados.
Fonte: Acervo da Dra. Adriana Bittencourt Campaner.

Em geral, a lesão é elevada sobre o plano do colo uterino, com superfície granulosa e irregular devido à presença de proeminências papilares, nas quais são reconhecidas alças capilares variáveis em forma e dimensões, mas geralmente grandes, dilatadas e polimorfas.

Os vasos que se apresentam no pontilhado são, em geral, mais evidentes que os vasos normais do estroma, visto que estes penetram no epitélio e estão assim mais próximos à superfície. Quando o ácido acético é aplicado, esses padrões vasculares anormais ficam limitados às áreas acetobrancas.

É necessário cuidado durante a avaliação colposcópica, visto que os vasos sanguíneos podem se contrair devido à influência do ácido acético, e o epitélio acetobranco opaco pode escondê-los. Como resultado, os vasos sanguíneos não são mais vistos após a aplicação do ácido acético; os mesmos tornam-se visíveis novamente quando o efeito do ácido acético desaparece, após alguns minutos. Assim, os vasos sanguíneos devem ser avaliados inicialmente com filtro verde, de preferência antes da aplicação do ácido acético e novamente alguns minutos após sua aplicação, caso haja uma área acetobranca; ao Lugol, é iodo-negativa com bordas nítidas.

O pontilhado pode também ser visto nas colpites, em que os capilares se dispõem difusamente sobre a ectocérvice, sem demarcação entre o tecido atípico e o normal. O teste de Schiller é positivo no pontilhado e negativo na colpite.

Pontilhado fino

O termo pontilhado fino se refere às alças capilares vistas de cima, que apresentam um pequeno calibre, sendo localizadas umas próximas das outras, produzindo efeito de pontilhado delicado (Figuras 4.12, 4.13 e 4.14). Esse aspecto vascular pode ser encontrado em processos inflamatórios locais, metaplasia imatura e lesões de baixo grau. Os padrões não são necessariamente encontrados em toda a lesão.

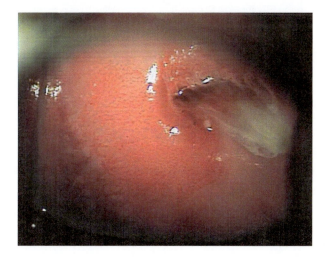

FIGURA 4.12 Pontilhado fino extenso de 6 a 9 horas, após aplicação de ácido acético, filtro verde e Lugol.

Fonte: Acervo da Dra. Adriana Bittencourt Campaner.

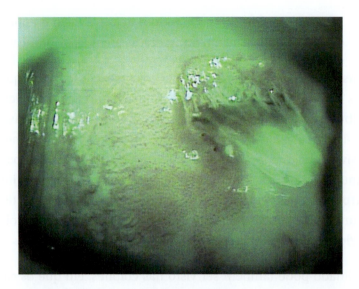

FIGURA 4.13 Pontilhado fino com a visão pelo filtro verde.

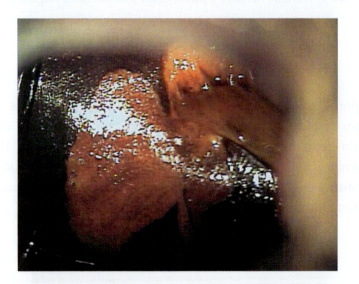

FIGURA 4.14 Pontilhado fino com o teste de Schiller.

Pontilhado grosseiro

O pontilhado grosseiro é formado por vasos de maior calibre, com distâncias intercapilares maiores, em contraste às alterações finas correspondentes; podem apresentar sangramento ao toque (Figuras 4.15 e 4.16). Ambos costumam aparecer em lesões de alto grau, como NIC 2 ou NIC 3 e na neoplasia invasiva pré-clínica precoce.

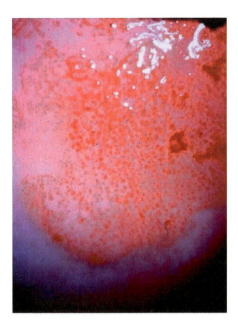

FIGURA 4.15 Pontilhado irregular grosseiro.
Fonte: Acervo do Dr. José Focchi.

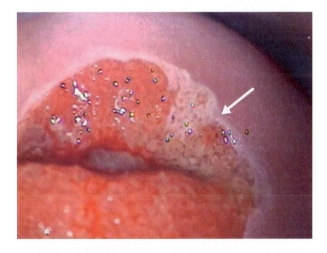

FIGURA 4.16 Colposcopia evidencia ectopia –1/–1 e área de pontilhado regular à 1h.
Fonte: Acervo da Dra. Adriana Bittencourt Campaner.

Sinal da margem interna (inner border sign)/*sinal da crista (sobrelevado)* | *Sinal do cume* (ridge sign)

O sinal da margem interna (*inner border sign*) e o da crista (sobrelevado) foram incorporados dentro dos achados colposcópicos anormais de grau 2 (maior) de acordo com a nomenclatura atual (IFCPC-2011) e são indicativos de progressão da neoplasias intraepiteliais. A prevalência de NIC 2/3 na análise histopatológica dessas duas lesões é elevada.

Sinal da margem interna (inner border sign)

O epitélio acetobranco que aparece nas ZT anormais inclui áreas de variadas demarcações. A tonalidade do epitélio acetobranco varia em intensidade e duração de acordo com a gravidade das anormalidades epiteliais, indo desde o branco-brilhante ao branco-opaco acinzentado, descrito como branco-ostra. Uma área branca brilhante, tênue e lentamente formada está geralmente associada a lesões de baixo grau. Nas lesões de alto grau, a coloração é densa, com rápido aparecimento, menos brilhante, dando origem a um branco-acinzentado, muitas vezes designado como branco-ostra. As bordas das áreas epiteliais anormais são variáveis de acordo com o comprometimento do epitélio pelas neoplasias intraepiteliais de baixo e alto grau. Nos achados colposcópicos anormais de grau 1 (menor), as bordas são irregulares ou geográficas, indistinguíveis. As lesões de alto grau apresentam bordas bem demarcadas, margens sobrelevadas e apresentam muitas vezes limites internos entre as diversas áreas acetobrancas. O sinal da margem interna caracteriza os limites internos entre as diversas áreas acetobrancas. Consta de área de epitélio acetobranco denso, espesso, bem demarcado, circundado por área de epitélio acetobranco tênue ("lesão dentro da lesão") (Figuras 4.17 e 4.21).

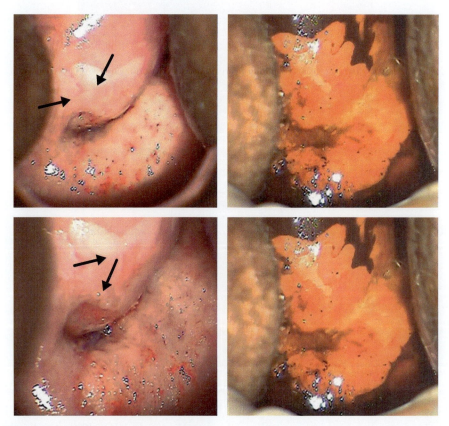

FIGURA 4.17 Sinal da margem interna (*setas*).

Fonte: Acervo do NUPREV – Núcleo de Prevenção em Doenças Ginecológicas (Escola Paulista de Medicina).

CAPÍTULO 4 Achados Colposcópicos Anormais 53

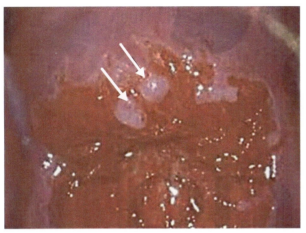 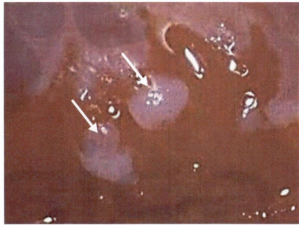

FIGURA 4.18 Sinal da crista (*setas*).
Fonte: Acervo do NUPREV – Núcleo de Prevenção em Doenças Ginecológicas (Escola Paulista de Medicina).

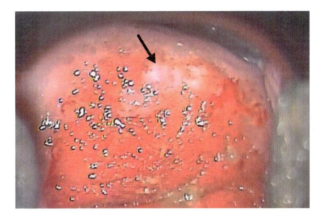

FIGURA 4.19 Sinal da crista (*seta*).
Fonte: Acervo do NUPREV – Núcleo de Prevenção em Doenças Ginecológicas (Escola Paulista de Medicina).

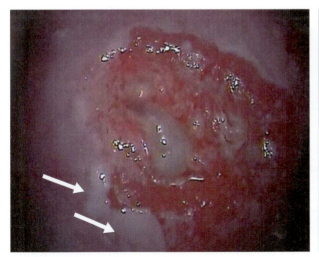 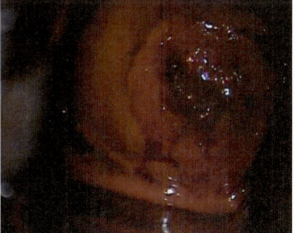

FIGURA 4.20 Sinal da crista (*setas*).
Fonte: Acervo do NUPREV – Núcleo de Prevenção em Doenças Ginecológicas (Escola Paulista de Medicina).

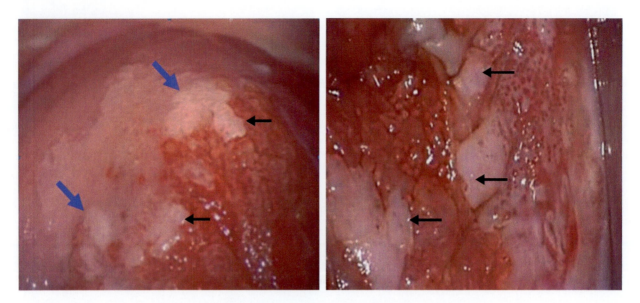

FIGURA 4.21 (*Setas azuis*), sinal da margem interna; (*setas pretas*), sinal da crista.
Fonte: Acervo do NUPREV – Núcleo de Prevenção em Doenças Ginecológicas (Escola Paulista de Medicina).

Sinal da crista (sobrelevado) | Sinal do cume (ride sign)

A superfície do epitélio visualizada à colposcopia pode ser modificada pelas diferentes alterações ocorridas no epitélio escamoso ou glandular. Nas neoplasias intraepiteliais de alto grau, após aplicação do ácido acético, as áreas alteradas tornam-se mais proeminentes e elevadas acima da superfície do epitélio, que podem tomar uma aparência micropapilar ou com projeção exofítica (Figuras 4.18, 4.19, 4.20 e 4.21). O sinal da crista refere-se à área acetobranca de aspecto digitiforme, sobrelevada na altura da junção escamocolunar (JEC). Superfície ligeiramente sobrelevada, irregular, com pregas ou pequenas saliências constitui suspeita de invasão.

Achados não específicos

Com relação aos aspectos anormais não especificados, incluem-se leucoplasia (também chamada de queratose e/ou hiperqueratose), erosão e coloração por Lugol ou teste de Schiller, em que se deve anotar se corado ou não.

Alterações não específicas podem ser vistas em todos os graus de lesões e também em condições benignas; aquelas alterações detectadas na ZT devem alertar o colposcopista para a possibilidade de lesões de alto grau ou até mesmo câncer.

Leucoplasia (queratose ou hiperqueratose)

A leucoplasia é uma área branca espessa, bem delimitada no colo uterino, que é evidente a olho nu, antes da aplicação do ácido acético (Figuras 4.22 e 4.23). A cor branca é decorrente da presença de queratina. Em geral, a leucoplasia é idiopática, mas também pode ser causada por fenômenos irritativos crônicos, por corpos estranhos, pela infecção por papilomavírus humano (HPV) ou neoplasia escamosa. Independentemente da área que a lesão colposcópica ocupe no colo uterino, ela deve ser biopsiada para se descartar NIC de alto grau ou neoplasia maligna.

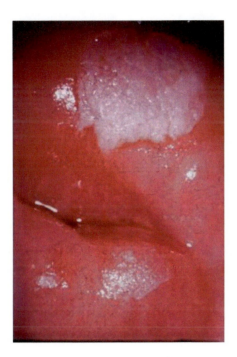

FIGURA 4.22 Lesão cervical compatível com queratose (lábio anterior e posterior).
Fonte: Acervo do Dr. José Focchi.

À colposcopia, podem ser reconhecidas duas formas de leucoplasia: a plana e a em relevo. A forma em relevo geralmente é reconhecível a olho nu, sem nenhuma preparação; já a forma plana, na maioria das vezes, é apenas reconhecível após observação colposcópica.

A aplicação do ácido acético não modifica substancialmente as características avaliadas com soro fisiológico. A irregularidade da superfície e seu relevo não se acentuam nessas áreas e costuma ser difícil a avaliação da vascularização subjacente por colposcopia. Ao teste de Schiller, as áreas anormais ficam claramente delineadas como áreas iodo-negativas, com limites nítidos.

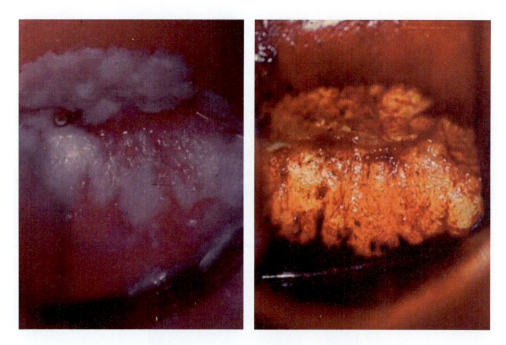

FIGURA 4.23 Lesão cervical compatível com queratose ao redor do orifício externo.
Fonte: Acervo do Dr. José Focchi.

Erosão

Entende-se por erosão a ausência do epitélio pavimentoso de revestimento em uma área mais ou menos extensa do colo uterino. Habitualmente, para se fazer um diagnóstico correto, devem ser atentamente avaliadas as características das áreas circundantes à lesão; trata-se, portanto, de achado que deve ser avaliado em função do contexto no qual está inserido. Pode ser localizada distante ou próxima do orifício externo, podendo continuar para o interior do canal.

As causas de erosão podem ser diversas: inflamatórias, distróficas, traumáticas, químicas e neoplásicas. A erosão em ZT anormal pode se originar espontaneamente, visto que o epitélio atípico pode estar menos firmemente aderido ao estroma subjacente, podendo se separar ou se destacar facilmente deste, por causa da má coesão entre as células (Figura 4.24). Em geral, esse fato ocorre depois da aplicação repetida com diferentes soluções, resultando em uma erosão verdadeira (falha epitelial). A área erodida é visível na colposcopia como uma mancha avermelhada, mostrando o estroma nu e vasos sangrentos. Áreas densas de acetobranqueamento podem ser visualizadas em torno da erosão. Tal fenômeno é, na maior parte das vezes, iatrogênico, causado por fricção excessiva do epitélio.

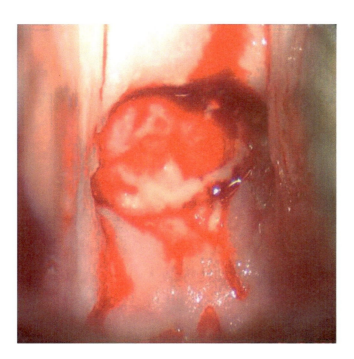

FIGURA 4.24 Paciente com 55 anos de idade e história de sinusiorragia há alguns meses. Observa-se área de erosão em lábio posterior de colo, associada à neoplasia cervical.
Fonte: Acervo da Dra. Adriana Bittencourt Campaner.

Coloração por Lugol ou teste de Schiller

Na aplicação do Lugol, deve-se observar colo uterino, fundos de sacos e paredes vaginais até que o epitélio adquira coloração castanha bem escura ou quase preta pela ação do iodo. O epitélio escamoso vaginal e cervical normal, bem como o epitélio metaplásico maduro, contém células ricas em glicogênio e, dessa maneira, capturam o corante do Lugol, adquirindo coloração castanha ou preta. O epitélio displásico contém pouco ou nenhum glicogênio, não se corando com iodo, permanecendo de cor amarelo-mostarda ou cor de açafrão. Quanto pior a anormalidade histológica, menor a fixação pelo iodo (Figura 4.25). O epitélio colunar não se cora com iodo; o epitélio escamoso atrófico também se cora parcialmente com iodo, o que dificulta a interpretação colposcópica em mulheres na pós-menopausa.

As áreas iodo-negativas na ausência de achados colposcópicos de fundo geralmente não têm qualquer significado, visto que podem ser decorrentes de inflamação, atrofia ou distrofia (perda da função das células epiteliais normais de acumular glicogênio). A principal utilidade da aplicação do iodo é delinear a lesão antes da biópsia e do tratamento.

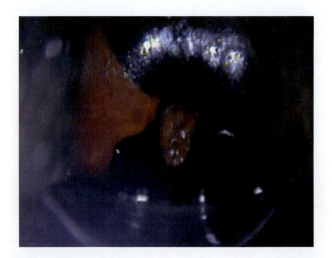

FIGURA 4.25 Paciente de 49 anos de idade, com área iodo-negativa de 7 a 10 horas, sem achados após aplicação do ácido acético.
Fonte: Acervo da Dra. Adriana Bittencourt Campaner.

Referências bibliográficas

Basu P, Sankaranarayanan R. 2017. Atlas of colposcopy – principles and practice: IARC CancerBase n. 13 [internet]. Lyon, France: International Agency for Research on Cancer. Disponível em: http://screening.iarc.fr/atlascolpo.php. Acesso em 29 de janeiro de 2019.

Gilardi EM, Montanari GR. Pólipo, endometriose, erosão, queratose e aspectos colposcópicos raros e obsoletos. In: Palo G. Colposcopia e patologia do trato genital inferior. Medsi. 1994; p. 83.

Palo G, Montanari GR, Remotti G et al. Zona de transformação anormal. In: Palo G. Colposcopia e patologia do trato genital inferior. Medsi. 1994; p. 203.

CAPÍTULO

5

SUSPEITA DE INVASÃO

Jefferson Elias Cordeiro Valença

José Humberto Belmino Chaves

Walquíria Quida Salles Pereira Primo

Introdução

O câncer cervical, com exceção dos casos de pele não melanoma, é o quarto câncer mais comum entre as mulheres no mundo e tem a quarta maior taxa de mortalidade entre os cânceres femininos. Este câncer é responsável por aproximadamente 265.000 mortes anuais no mundo, 87% ocorrendo em países de baixa renda.

Com relação aos aspectos clínicos, o câncer do colo uterino, inicialmente, pode não apresentar sintoma ou sinal; posteriormente, podem aparecer, sangramento vaginal, corrimento vaginal incomum, dor pélvica, dispareunia e sangramento pós-coito. O diagnóstico é possível por meio dos seguintes procedimentos: história, exame ginecológico, exame pélvico, teste de DNA para papilomavírus humano (HPV), citologia cervical (exame de Papanicolau), colposcopia, biópsia, exérese da zona de transformação (ZT) e curetagem endocervical. Mais de 90% dos casos de câncer do colo do útero podem ser detectados ou chegar a ele precocemente por meio do uso do teste de Papanicolau e do teste de DNA HPV, que poderão indicar a colposcopia e a biópsia.

Avaliação colposcópica

A aparência colposcópica do cérvix normal é determinada pela arquitetura do epitélio e pelo estroma subjacente. O epitélio normal do colo do útero é transparente. O estroma aparece vermelho por causa da abundância de vasos sanguíneos. A cor vermelha do estroma dá a aparência rosada do colo do útero. Os vasos sanguíneos vistos no colo do útero durante a colposcopia estão no estroma. Eles se tornam visíveis por causa da natureza transparente do epitélio sobrejacente. Os processos pré-neoplásicos e o câncer do colo do útero se desenvolvem dentro da zona de transformação (ZT), principalmente durante o processo metaplásico.

Os achados colposcópicos anormais incluem alterações após a aplicação do ácido acético, alterações após a aplicação do iodo de Lugol, anormalidades vasculares e várias alterações inespecíficas. Um diagnóstico provisório é feito com base na natureza, na gravidade e na extensão dessas características para planejamento do seguimento.

As anormalidades colposcopicamente visíveis no colo do útero são classificadas em alterações de grau 1 (menores), de grau 2 (maiores), não específicas e suspeita de invasão.

Os achados colposcópicos anormais indicativos de câncer do colo do útero invasor e microinvasor são semelhantes aos descritos para as lesões precursoras. A presença de epitélio acetobranco bem demarcado, pontilhado grosseiro e mosaico grosseiro ocorre em até 20% dos carcinomas microinvasores do colo do útero. Quanto mais destacados forem os achados colposcópicos grau 2, maiores serão as probabilidades de que se tenha invasão, sendo a ordem crescente de risco: epitélio acetobranco denso e extenso, pontilhado e mosaico grosseiros e vasos atípicos (Figura 5.1). Os achados colposcópicos anormais suspeitos de invasão são: vasos atípicos, massa exofítica (Figura 5.2), ulceração (Figura 5.3), irregularidade da superfície, necrose (Figura 5.4) e área negativa de iodo com cor amarelo-canário brilhante após a aplicação do iodo de Lugol, por não produzir glicogênio.

Os vasos sanguíneos atípicos são capilares de superfície com padrões incomuns e se caracterizam por súbita alteração de calibre, variações abruptas no seu curso e divisões irregulares. Os vasos atípicos, acredita-se, são resultado da pressão horizontal do epitélio neoplásico em crescimento sobre os espaços vasculares, comumente, são denominados de acordo com sua aparência, tais como vasos em saca-rolha, espaguete, grosseiros irregulares, paralelos irregulares, em vírgula, em tentáculo e em rosca, dependendo a que se assemelha. Outras formas atípicas têm vasos não ramificados que fazem saliências e se estreitam, evidenciados em calibres variáveis. Os vasos aparecem, por vezes, em uma área com a superfície de contorno desigual, por darem suporte a tumores em proliferação ativa.

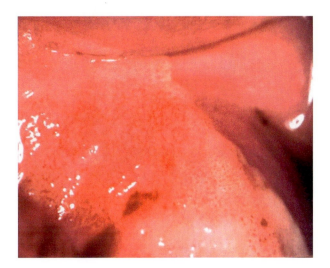

FIGURA 5.1 Imagem mostrando parte da lesão do colo uterino com associação de imagens com achados anormais maiores (pontilhado, mosaico) e atipia vascular. Paciente de 38 anos de idade. Citologia NIC III e biópsia NIC III. Realizada conização com bisturi a frio, com laudo de carcinoma epidermoide. EC IB1 (acima de 5 mm de profundidade). Tratamento Wertheim Meigs.
Fonte: Acervo da Dra. Walquíria Quida Salles Pereira Primo.

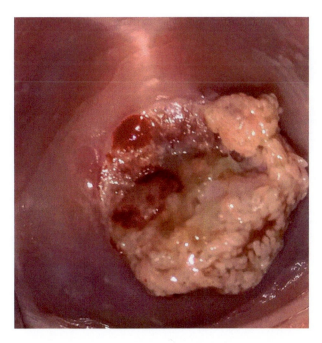

FIGURA 5.2 A mesma paciente, com a imagem tumoral central com a lesão exofítica.
Fonte: Acervo da Dra. Walquíria Quida Salles Pereira Primo.

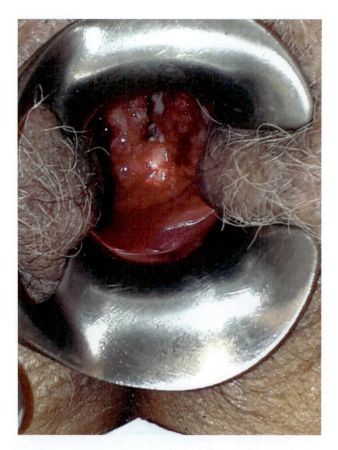

FIGURA 5.3 Caso avançado de carcinoma de colo uterino, com imagem de tumor, ulceração e área de necrose.
Fonte: Acervo do Dr. Jefferson Elias Cordeiro Valença.

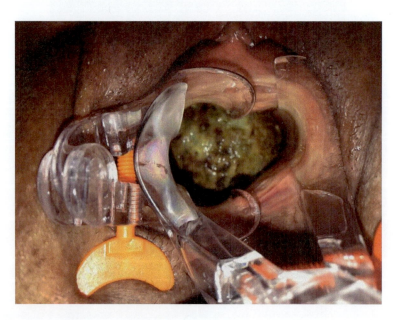

FIGURA 5.4 Lesão exofítica com extensa área de necrose.
Fonte: Acervo do Dr. José Humberto Belmino Chaves.

A necrose de tecido neoplásico se apresenta com alteração na coloração tecidual, com aparência amarelo-castanho, muitas vezes associada à friabilidade. A massa exofítica tem formato irregular, projetando-se a partir da superfície do colo.

O adenocarcinoma, malignidade das células glandulares, é mais raro que o escamocelular, constituindo cerca de 20% de todos os cânceres no colo uterino. Suspeita-se de adenocarcinoma se a densa área de acetobranco estiver no epitélio colunar e apresentar superfície irregular e vasos sanguíneos anormais. Os colposcopistas podem aprender a suspeitar da presença de um adenocarcinoma *in situ* (AIS) ou de um adenocarcinoma, mas somente a histologia pode confirmar. Uma lesão glandular pode coexistir com uma doença escamosa cerca de 50% das vezes.

As barreiras à detecção colposcópica do AIS incluem algumas questões, tais como inexperiência do colposcopista no reconhecimento de lesões glandulares, localização mais frequente das lesões no canal cervical, achados colposcópicos subjetivos que se assemelham frequentemente a uma ectopia e achado frequente de alterações mais dramáticas em uma NIC adjacente e ocasional doença glandular encoberta por uma anormalidade escamosa. Foram descritas três aparências colposcópicas da doença glandular. A mais comum das formas é a expressão papilar, assemelhando-se a uma zona de transformação imatura (ZTI). Depois da aplicação do acido acético, podem ser identificadas placas discretas de vilosidades em proliferação, com característica acetobranca de tamanho variável; têm aspecto semelhante ao dos processos vilosos fundidos da metaplasia inicial normal. A segunda forma mais comum é uma área vermelha e branca malhada plana, semelhante a uma ZTI. A apresentação menos frequente consiste em uma ou mais lesões individuais densamente acetobrancas isoladas e elevadas sobrejacentes ao epitélio colunar. O grau de acetobranqueamento na doença glandular reflete o grau do processo proliferativo viloso, a multiplicação da região vilosa central (quanto maior, maior o clareamento) e a pseudoestratificação histológica das células colunares. Lesões com superfície vermelha e branca espaçada (malhada) constituem a segunda expressão mais comum da doença glandular. A doença glandular causa a formação de uma grande variedade de vasos sanguíneos atípicos. Os mais comuns são os pontos isolados e múltiplos vistos na extremidade de excrescências individuais ou em proliferação. Pontilhado, mosaico e vasos em saca-rolha, embora comuns na doença escamosa, não aparecem na glandular.

As erosões são visíveis na colposcopia como uma mancha vermelha mostrando o estroma nu e vasos sangrentos; podem ser vistas áreas acetobrancas densas em torno da lesão. O epitélio sobre uma lesão de alto grau ou câncer tende a se soltar facilmente devido à falta de coesão entre as células.

Referências bibliográficas

Apgar SB, Brotzman GL, Spitzer M. Colposcopia. Princípios e prática. 2. ed. Rio de Janeiro. Revinter. 2010; p. 538.

Ferlay J, Soerjomataram I, Ervik M et al. GLOBOCAN. 2012, vol. 1.0. Cancer incidence and mortality worldwide. Lyon, France: International Agency for Research on Cancer, 2013. IARC CancerBase.

Kress CM, Sharling L, Owen-Smith AA et al. Knowledge, attitudes, and practices regarding cervical cancer and screening among Ethiopian health care workers. Int J Womens Health. 2015; 7:765-72.

Mayeaux, EJ, Thomas Cox, J. Colposcopia do adenocarcinoma *in situ* e do adenocarcinoma da cérvice uterina. Tratado e atlas de colposcopia moderna. Cap. 11, 3. ed. Dilivros, Rio de Janeiro. 2014; 333-53.

Mayeaux, EJ, Thomas Cox, J. Fatores colposcópicos, clínicos e etiológicos preditivos do carcinoma escamocelular invasor da cérvice uterina. Tratado e atlas de colposcopia moderna. Cap. 10, 3. ed. Dilivros, Rio de Janeiro. 2014; 317-32.

Pereira Primo WQS, Valença JEC. Doenças do trato genital inferior. São Paulo. Elsevier. 2016; p. 263.

Wright TC Jr, Massad LS, Dunton CJ et al. 2006 American Society for Colposcopy and Cervical Pathology-sponsored Consensus Conference. 2006 Consensus guidelines for the management of women with cervical intraepithelial neoplasia or adenocarcinoma in situ. Am J Obstet Gynecol. 2007; 197:346-55.

CAPÍTULO

6

MISCELÂNEA

Maria Inês de Miranda Lima

Mila Pontremoli Salcedo

Neila Maria de Góis Speck

Introdução

Este item da terminologia colposcópica (Rio-2011, International Federation for Cervical Pathology and Colposcopy [IFCPC]) compreende todas as alterações de caráter benigno não descritas nos demais tópicos. Em geral, essas condições não apresentam potencial oncogênico e, muitas vezes, são achados de exame, sem qualquer sintoma clínico. São elas: zona de transformação (ZT) congênita, condiloma, pólipo (ectocervical/endocervical), inflamação, estenose, anomalia congênita, sequela pós-tratamento e endometriose.

Zona de transformação congênita

Alguns autores acreditam que pode ocorrer uma forma de metaplasia escamosa imatura na vida intrauterina, situando-se além da ZT recentemente formada, que vai até os fórnices vaginais. A maturação do epitélio está incompleta, podendo ocorrer disfunções de maturação, levando à formação de queratina, mosaico, acetobranqueamento e pontilhado. Histologicamente, nota-se espessamento de papilas do estroma com rede arborescente de cristas de estroma subdividindo o epitélio em campos discretos (aspecto de mosaico) com hiperqueratose e paraqueratose (aspecto de leucoplasia) e células imaturas não glicogenadas (Schiller-positivas). Às vezes, apresenta-se como uma área Schiller-positiva, acetobranca, de formato triangular, que se estende até os fundos de sacos vaginais anterior e posterior. Tratam-se de condições benignas, mas de difícil diferenciação com epitélio anormal à colposcopia, principalmente quando da coexistência de atipias, sendo necessárias múltiplas biópsias (Figuras 6.1 e 6.2).

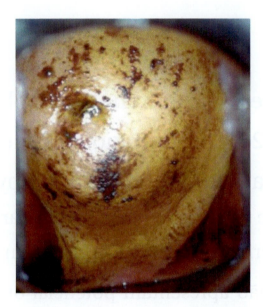

FIGURA 6.1 Zona de transformação congênita. Teste de Schiller positivo até os fórnices vaginais.
Fonte: Acervo da Dra. Maria Inês de Miranda Lima.

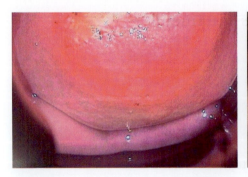 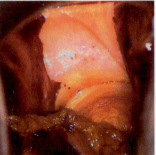 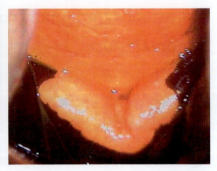

FIGURA 6.2 Zona de transformação congênita, em que a imagem ao ácido acético se apresentou com mosaico regular se estendendo aos fórnices vaginais; ao teste do iodo, não houve coloração.
Fonte: Acervo da Dra. Neila Speck.

Condiloma

Condiloma acuminado genital é causado por infecção por Papilomavírus humano (HPV) de baixo risco (não oncogênico) e, em geral, é de fácil diagnóstico na colposcopia. Os condilomas podem ter aparências distintas. A superfície geralmente é papilar. A estrutura pode ter queratina e sua cor pode variar de acordo com a quantidade de queratina contida. Em geral, as lesões são esbranquiçadas brilhantes, mas podem se apresentar eritematosas ou hiperpigmentadas. As verrugas podem ser simples ou múltiplas, planas ou arredondadas ou filiformes. Os condilomas com projeções filiformes apresentam capilar central em cada projeção. Podem se apresentar em qualquer parte do colo do útero. As lesões que aparecem mais afastadas da junção escamocolunar (JEC) são chamadas de lesões satélites. Os condilomas próximos à JEC podem ser confundidos com epitélio colunar mais proeminente. Após a aplicação do ácido acético, as lesões acetorreagentes podem ter aparência de epitélio esbranquiçado irregular com margens geográficas e comumente com lesões-satélites. Em geral, coram-se pouco ao teste de Schiller e eventualmente são áreas iodo-negativas (Figura 6.3).

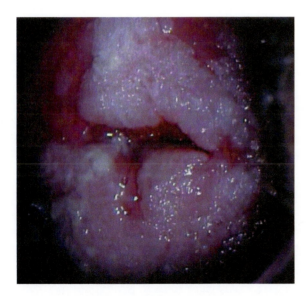

FIGURA 6.3 Condiloma de colo.

Também pode ser encontrado na vulva e na vagina. Na vulva, pode ser fino e papilar ou múltiplo e exofítico (Figura 6.4).

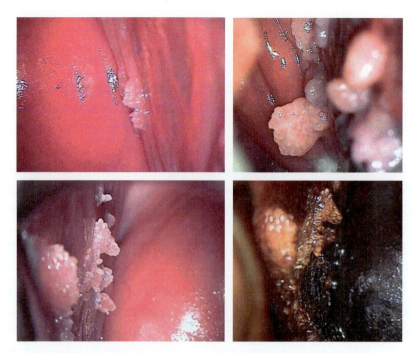

FIGURA 6.4 Condilomas em paredes vaginais. Observar o aspecto verrucoso, com acetorreação e captação iodo-clara ao teste de Schiller.
Fonte: Acervo da Dra. Neila Speck.

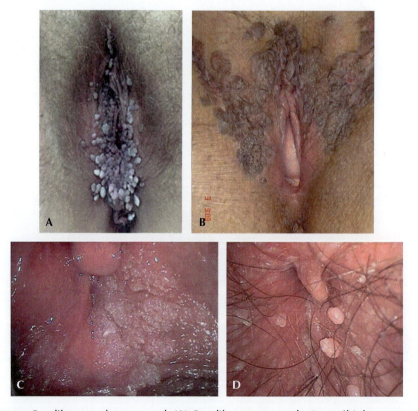

FIGURA 6.5 Condilomas vulvares e anal. (**A**) Condilomatose com lesões múltiplas esbranquiçadas. (**B**) Condilomatose com lesões pigmentadas. (**C**) Condiloma em área úmida, com acetorreação. (**D**) Condilomas perianais. *Fonte:* Acervo da Dra. Neila Speck.

Pólipo

Protrusão hiperplásica focal da mucosa cilíndrica endocervical, incluindo epitélio e estroma, séssil ou pediculado, que se exterioriza pelo orifício cervical externo na maioria das vezes. Alguns podem ficar dentro do canal cervical. Pode ser único ou múltiplo. A frequência média referida pela maioria dos autores é em torno de 4%, mas chega a 25% depois de 40 anos de idade. A distribuição dos pólipos segundo a variedade histológica é a seguinte: **mucosos**: 75% a 80%, contêm epitélio de revestimento semelhante ao da endocérvice; **adenomatosos**: 15%, sendo considerados evolução do pólipo mucoso; **fibroso**: 4% a 20%, predominando o componente estromal; **angiomatoso**: que representa um pólipo hipervascularizado.

O aspecto colposcópico dos pólipos que se exteriorizam pelo colo do útero varia em função do tipo histológico (Figuras 6.6 e 6.7). O pólipo mucoso, após aplicação do ácido acético, se apresenta com tonalidade rosada. O pólipo adenomatoso, de dimensões maiores, apresenta cor vermelha intensa. No pólipo fibroso, a cor é violácea, com petéquias e placas hemorrágicas, erosado ou necrótico.

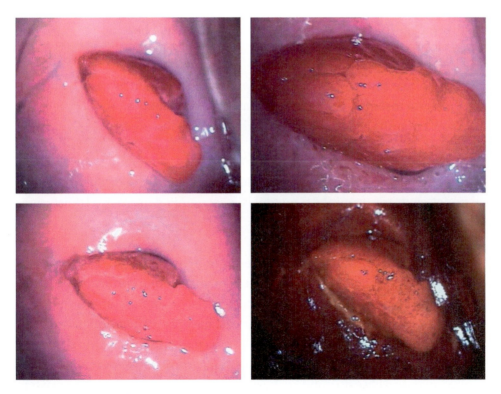

FIGURA 6.6 Pólipo endocervical em que a superfície é papilar compatível com o padrão do epitélio colunar. Após aplicação do ácido acético, há leve acetorreação e, ao teste de Schiller, não há coloração.
Fonte: Acervo da Dra. Neila Speck.

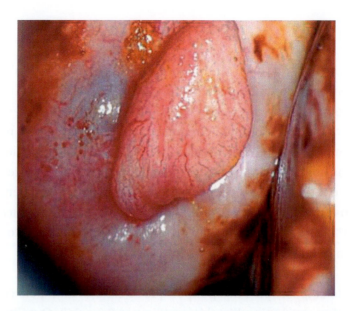

FIGURA 6.7 Pólipo endocervical, já com a superfície lisa decorrente da reepitelização metaplásica.
Fonte: Acervo da Dra. Maria Inês de Miranda Lima.

O diagnóstico poderá ser feito com a visão direta do pólipo através do exame especular. No entanto, é necessário que se avalie a base do pólipo, o que poderá ser feito por colposcopia e avaliação do canal cervical.

Ultrassom e histeroscopia podem ser necessários para os casos em que o pedículo está inserido no canal ou na cavidade endometrial, sendo que a histeroscopia permite a visão direta do pedículo e sua ressecção.

O diagnóstico diferencial deverá ser feito com carcinoma cervical, leiomioma cervical, endometriose e granulomas específicos. A evolução do pólipo pode seguir três caminhos: metaplasia, isquemia e necrose e transformação carcinomatosa.

O tratamento consiste em sua exérese por meio de torção. Esse processo deve ser completado com colposcopia endocervical, que confirmará a remoção da base do pólipo. Se isso não ocorrer, deve-se completar o tratamento com curetagem endocervical, caso contrário, haverá recidiva. Se a base da implantação for larga ou o pólipo séssil, a retirada poderá ser com cirurgia de alta frequência, ou exérese cirúrgica sob anestesia, através de ressecção histeroscópica, quando a base do pólipo estiver alta no canal ou no istmo. Não existem evidências de que pólipos assintomáticos devam ser retirados, devido à baixa possibilidade de alterações pré-neoplásicas.

Inflamação

O colo do útero que apresenta inflamação/infecção é congesto e sensível ao toque. Vasos sanguíneos podem estar proeminentes, deixando o aspecto mais avermelhado, mas com suas ramificações normais, assemelhando-se ao pontilhado. À aplicação do ácido acético, pode-se observar leve acetorreação e, ao teste de Schiller, pontos (colpite difusa) ou ilhas (colpite focal) que não se coram, entremeados por tecido corado (Figura 6.8). Os agentes mais comumente encontrados como causadores de inflamação no colo do útero e da vagina são *Trichomonas vaginalis*, *Candida albicans*, *Gardnerella vaginalis*, *Chlamydia trachomatis* e *Neisseria gonorrhoeae*. Algumas características podem facilitar a identificação das infecções ao exame clínico colposcópico.

É característica da infecção por *Trichomonas vaginalis* apresentar-se como uma secreção bolhosa, purulenta e malcheirosa. A forma como se apresenta a inflamação pode variar – em geral, as paredes vaginais e a ectocérvice

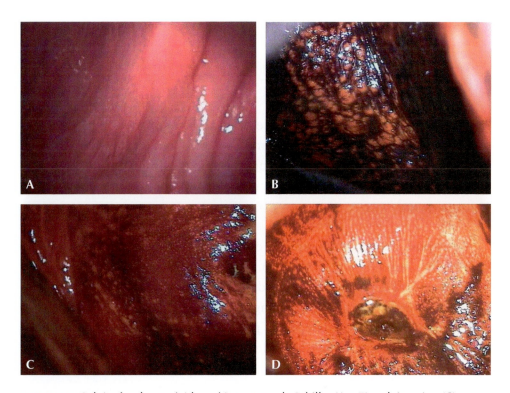

FIGURA 6.8 Colpite focal com ácido acético e teste de Schiller (**A** e **B**), colpite mista (**C**) e colpite difusa (**D**).
Fonte: Acervo da Dra. Neila Speck.

apresentam-se hiperemiadas e pequenas sufusões hemorrágicas aparecem, deixando o colo do útero com "aspecto de morango".

A candidíase vulvovaginal, que tem como principal agente a *Candida albicans*, apresenta-se com secreção esbranquiçada, espessa e sem odor, que adere às paredes vaginais. Ocasiona hiperemia importante, com focos inflamatórios congestos, e a captação do iodo torna-se bastante irregular.

A vaginose bacteriana é um desequilíbrio na flora vaginal. O principal agente encontrado é a *Gardnerella vaginalis*. A apresentação clínica mais característica é composta de leucorreia com odor vaginal fétido. Ao exame clínico, o conteúdo vaginal apresenta-se homogêneo, esbranquiçado ou branco-acinzentado e em quantidade variável. Em geral, não é acompanhada de processo inflamatório importante, a não ser que haja associação a outras infecções vaginais.

Colo do útero inflamado com cervicite por *Chlamydia* ou *Gonococo* aparece eritematoso, edemaciado e com secreção purulenta, dificultando a visibilização do canal endocervical. O epitélio colunar aparece edematoso e friável, com sangramento fácil.

Estenose

As causas mais comuns de estenose cervical são consequência de tratamentos instituídos sobre o colo, como cauterizações, conizações, excisão da ZT e amputações cirúrgicas. A braquiterapia (radiomoldagem) indicada no tratamento do carcinoma invasor do colo também pode ser causa de estenose cervical.

A estenose do colo pode ser total ou parcial. O mais comum é a estenose do orifício externo (Figuras 6.9 e 6.10). Quando há estenose total da cérvice, a paciente poderá apresentar retenção do fluxo menstrual, ocasionando dismenorreia, hematometra, hematossalpinge e hemoperitônio se não for tratada a tempo. Na paciente pré-menopausa, poderá acontecer hematometra e também dificuldade e/ou impossibilidade de curetagem uterina quando houver necessidade de avaliação endometrial.

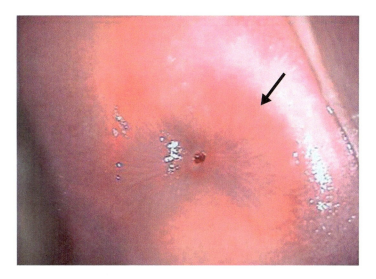

FIGURA 6.9 Estenose cervical após EZT por CAF. Observam-se estrias concêntricas (*seta*) ao redor do orifício externo, correspondendo à área que foi excisada.
Fonte: Acervo da Dra. Neila Speck.

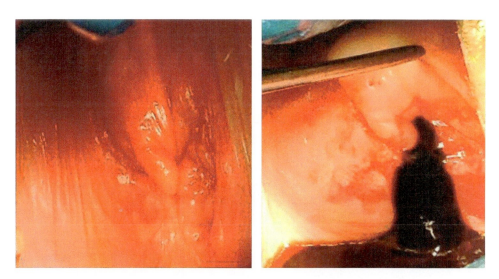

FIGURA 6.10 Estenose cervical após EZT tipo 3, com consequente hematometra.
Fonte: Acervo da Dra. Maria Inês de Miranda Lima.

É importante destacar que a coleta da citologia, na maioria das vezes, será inadequada, com ausência de células endocervicais e metaplásicas, importante para seguimento de pacientes que foram submetidas à conização por neoplasia intraepitelial cervical.

A terapêutica consiste na dilatação cervical sob anestesia. Havendo recidiva e complicações, poderá ser a histerectomia a opção terapêutica (Figura 6.4).

Anomalias congênitas

Agenesia

Trata-se de anomalia extremamente rara. Pode ocorrer com a presença do corpo uterino e ter ou não comunicação com a vagina, ocasionando quadros clínicos diferentes.

O exame ginecológico mostrará a vagina normal, com seu epitélio escamoso glicogenado, em fundo-cego com orifício puntiforme se houver comunicação com o corpo uterino. Não havendo comunicação, apresenta-se como nódulo endurecido em fundo de saco.

O tratamento consiste em restabelecer a comunicação entre a vagina e o útero, o que, na maioria das vezes, não é possível, restando como único recurso a histerectomia.

Duplicidade

A duplicidade pode ser de todo o colo ou somente da endocérvice. Quando é de todo o colo, está associada a outras malformações uterinas, como útero septado ou didelfo. O canal cervical duplo é extremamente raro e não implica nenhuma alteração clínica (Figura 6.11).

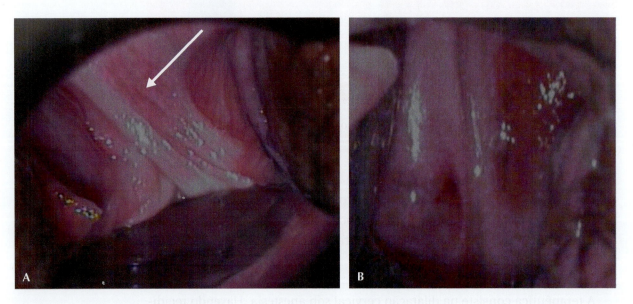

FIGURA 6.11 Duplicidade vaginal (**A**) (*seta*) septo vaginal e de colo do útero (**B**). Na segunda imagem, identificam-se os dois colos uterinos após exérese do septo.
Fonte: Acervo NUPREV.

Hipertrofia

Trata-se de anomalia congênita rara, cuja porção intravaginal do colo é longa. Se a sintomatologia for importante, o tratamento é a conização ou a amputação cirúrgica do colo; no entanto, nas pacientes jovens, a fertilidade poderá ficar comprometida.

Sequela cicatricial pós-tratamento

Sequelas após tratamento do colo do útero com *large loop excision of the transformation zone* (LLETZ)/*loop electrosurgical excision procedure* (LEEP) ou cirurgia de alta frequência (CAF) ocorrem pela necrose imediata após o procedimento, sendo gradualmente substituída por processo de cicatrização que, em geral, está completo em torno de 2 a 3 meses. Raramente, pode acontecer estenose do orifício cervical. Após completa cicatrização, pode-se encontrar o colo do útero com aparência esbranquiçada na região central devido à necrose causada pelo procedimento (Figura 6.9).

Na maioria das vezes, o colo do útero cicatriza por completo; pode-se verificar ainda leve área de cicatrização ao redor do orifício cervical durante a colposcopia, muitas vezes promovendo o prolapso do epitélio colunar, o que mimetiza ectopia ou pólipo (Figura 6.12).

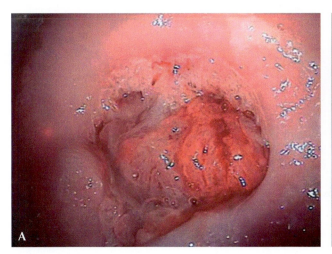
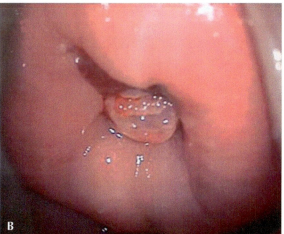

FIGURA 6.12 Sequela pós-tratamento. Prolapso do epitélio colunar após EZT com CAF, mimetizando ectopia (**A**) e pólipo (**B**).

Fonte: Acervo da Dra. Neila Speck.

Endometriose

Endometriose no colo do útero é raramente encontrada. Aparece como área azulada e cintilante no fórnice vaginal posterior ou nódulo azulado ou preto de tamanho variável no colo do útero com epitélio de superfície intacto; pode também ser vista com sangramento, a depender da fase do ciclo menstrual e trauma local (Figura 6.13). Pode acontecer de uma lesão endometriótica pélvica infiltrar a mucosa vaginal e ser vista no fórnice vaginal posterior durante exame especular ou colposcopia. Em geral, há melhor visibilização antes da menstruação.

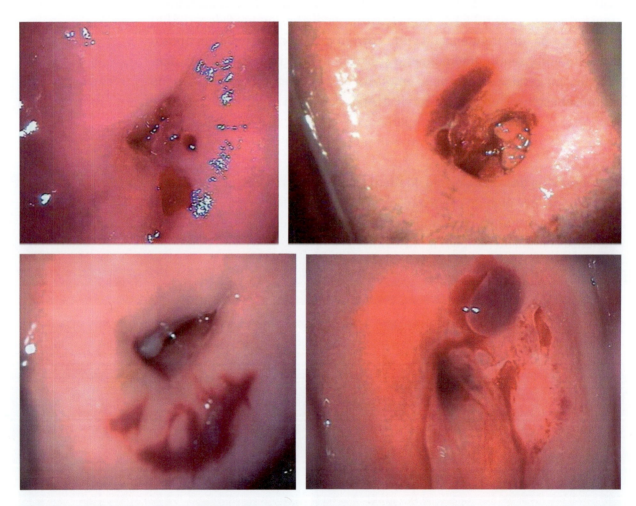

FIGURA 6.13 Endometriose em colo uterino, focos íntegros e focos sangrantes.
Fonte: Acervo da Dra. Neila Speck.

Referências bibliográficas

Apgar BS, Spitzer M, Brotzman GL. Colposcopy. Principles & practice: an integrated textbook and atlas. WB Saunders company, Philadelphia. 2002.

Burghardt E, Pickel H, Girardi F. Colposcopic morphology. In: Burghardt E, Pickel H, Girardi F. Colposcopy – cervical pathology: textbook and atlas. 3. ed. Stuttgart; New York: Thieme. 1998.

CDC. Centers for Disease Control and Prevention. Fact sheet. Sexually transmitted disease. Disponível em: https://www.cdc.gov/std/. Acesso em 5 de fevereiro de 2019.

De Palo G, Chanen W, Dexeus S. Patologia e tratamento do trato genital inferior. Rio de Janeiro: MEDSI, 2002.

Eckert LO, Hawes SE, Stevens CE et al. Vulvovaginal candidiasis: clinical manifestations, risk factors, management algorithm. Obstet Gynecol. 1998 Nov; 92(5): 757-65.

Lima, MIM. Doenças benignas do colo uterino. In: Ginecologia ambulatorial: baseada em evidências científicas. 3. ed. BeloHorizonte. Coopmed, 2016.

Lynde C, Vender R, Bourcier M et al. Clinical features of external genital warts. J Cutan Med Surg. 2013 Dec; 17(Suppl2):S55-60.

Mortoza Jr. Colposcopia. In: Patologia do trato genital inferior e colposcopia. SOGIMIG 1. ed. Belo Horizonte. Medbook, 2018.

Mortoza Jr. Patologia cervical: da teoria à prática clínica. 1. ed. Rio de Janeiro: MedBook, 2006.

WHO. World Health Organization. IARC. International Agency for Research on Cancer. Disponível em: http://screening.iarc.fr/index.php. Acesso em 5 de fevereiro de 2019.

CAPÍTULO
7

TÉCNICAS DE CONIZAÇÃO

Lenira Maria Queiroz Mauad

Nilma Antas Neves

Introdução

As lesões precursoras do câncer do colo do útero são diagnosticadas por exames preventivos em programas de rastreamento e, portanto, em mulheres assintomáticas. É fundamental tratá-las de maneira adequada para complementar o círculo de cuidados que visa impedir o aparecimento do câncer invasor – ainda importante causa de morte entre as mulheres.

De acordo com Prendiville, esse tratamento deve ser, ao mesmo tempo, efetivo e seguro, ou seja, deve ser capaz de reduzir o risco de progressão para lesão invasora para perto de zero e reduzir o risco de complicações.

A decisão terapêutica e a técnica escolhida baseiam-se em fatores como idade da paciente, sua paridade, desejo de engravidar, facilidade de seguimento clínico pós-tratamento, tratamentos prévios e outros biomarcadores prognósticos como tipo histológico, o subtipo do HPV e sua relação com o genoma da célula do hospedeiro.

Características da lesão definidas pelo exame clínico e colposcópico, como extensão, tipo de zona de transformação (ZT), seu tamanho e aspecto, também irão orientar a técnica necessária para sua excisão total com o mínimo dano ao colo remanescente.

Conização a laser

O laser (do inglês, light amplification by stimulated emission of radiation, ou seja, amplificação da luz por emissão estimulada de radiação) é um dispositivo que produz radiação eletromagnética com características muito especiais: é monocromática, coerente e colimada. São essas características que explicam a direcionalidade singular da sua luz, o efeito previsível que tem sobre o alvo específico e a grande intensidade que é obtida por focalizar o feixe e, portanto, concentrar a energia a uma área muito pequena.

O emprego do laser de dióxido de carbono permite a exérese precisa de toda a lesão a ser tratada no colo uterino com mínimo dano térmico. A cabeça do laser, antes fixada diretamente ao colposcópio, é atualmente acoplada a ele por meio de braço articulado. O feixe de luz fica em foco juntamente com o plano de focalização do microscópio e é controlado pelo cirurgião por meio do joystick ou micromanipulador, de forma a não haver contato mecânico com a paciente. Apesar de estar sendo substituído pelo uso generalizado da LLETZ (large loop excision of the trasnformation zone) ou EZT – (exerese da zona de transformação) por bisturi de alta frequência, em função do custo e treinamento mais difícil, o emprego do laser no tratamento excisional das lesões precursoras do câncer do colo do útero apresenta algumas vantagens:

- Remoção precisa e completa do tecido alterado em dimensões necessárias.

- Campo operatório desobstruído e procedimento realizado sem contato mecânico com a paciente.

- Menor efeito térmico sobre tecidos adjacentes, com recuperação rápida e menor incidência de sequelas como estenose de orifício externo.

- Tratamento rápido e indolor, podendo ser realizado em nível ambulatorial.

- Eficácia no tratamento com efeitos colaterais mínimos.

- Possibilidade de seguimento e retratamento.

Conização com bisturi frio

Primeira técnica aceita para o tratamento das lesões precursoras do câncer do colo do útero – fica atualmente restrita a situações especiais:

- Adenocarcinoma *in situ* diagnosticado ou suspeito.

- Citologia, colposcopia ou biópsia suspeitas de microinvasão.

- Exérese de zona de transformação (ZT) tipo 3 em colos encurtados ou planos em relação aos fórnices vaginais, em que o uso de alça diatérmica ou laser pode promover iatrogenia.

A forma da peça pode ser cônica com a base na ectocérvice delimitada pela colposcopia e profundidade de acordo com o tamanho do canal cervical. Com a forma cônica, pode haver perda de lesões que adentrem criptas endocervicais profundas em até 5 mm da margem do canal ou retirada excessiva do estroma. A forma cilíndrica, além de remover menor volume de tecido estromal desde que com bases estreitas, fornece margem profunda uniforme ao longo do canal.

SWETZ ou NETZ

SWETZ (straight-wire excision of transformation zone) ou NETZ (needle excision of the transformation zone) são realizadas para exérese da ZT tipo 3, com eletrodo em agulha sob visão colposcópica e anestesia. O formato e o tamanho da lesão excisada também são definidos pela extensão da lesão e têm como vantagem, em relação à conização a cone frio, menor sangramento sem comprometimento da integridade das bordas.

Técnica

- Bloqueio regional com raquianestesia ou anestesia geral.

- Paciente em posição de litotomia.

- Colocação de espéculo de Collins isolante de corrente elétrica com aspirador de fumaça. Pode ser usado preservativo ao redor do espéculo descartável, conferindo-lhe isolamento elétrico e afastamento e proteção das paredes laterais da vagina.

- Para diminuição de sangramento – pontos laterais para bloquear os ramos descendentes das artérias cervicais (em 3 e 9 horas com fio cromado 1 ou Vicryl 00) ou infiltração de agente vasoconstrictor com lidocaína a 3% e adrenalina ou mepivacaína nas margens da lesão em toda a extensão (Figura 7.1).

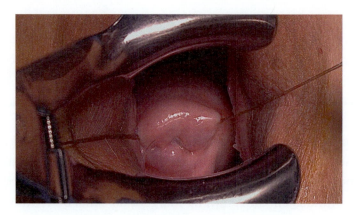

FIGURA 7.1 Pontos hemostáticos em 3 e 9 horas com categute cromado 1 ou Vicryl 0.
Fonte: Acervo do Ambulatório de Ginecologia Preventiva do Hospital Amaral Carvalho.

- A extensão da incisão na ectocérvice será delimitada por colposcopia prévia e aplicação de solução de Lugol; a profundidade no canal endocervical dependerá do tamanho do colo e da localização da lesão definida previamente pela colposcopia e pela histologia da lesão (epitélio escamoso ou glandular).

- Após a incisão inicial, as bordas são descoladas e a peça pode ser tracionada com pinça de apreensão, Allis ou com gancho (Figura 7.2).

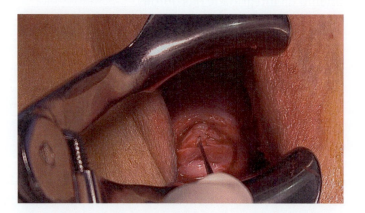

FIGURA 7.2 Após incisão inicial, tração da peça com gancho de haste longa.
Fonte: Acervo do Ambulatório de Ginecologia Preventiva do Hospital Amaral Carvalho.

- Uma vela de Hegar pode ser utilizada para definir o comprimento do canal endocervical identificando o orifício interno do colo (Figura 7.3).

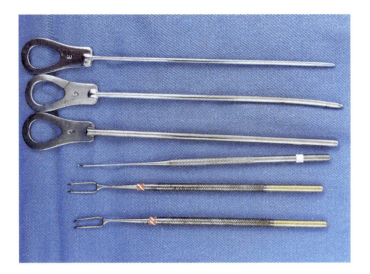

FIGURA 7.3 Velas de Hegar para delimitar orifício interno do colo e opções de ganchos para tração da peça.
Fonte: Acervo do Ambulatório de Ginecologia Preventiva do Hospital Amaral Carvalho.

- A forma poderá ser cônica ou em cilindro de acordo com o tamanho e as características da lesão.

- Cauterização das bordas da lesão e hemostasia por fulguração dos vasos sangrantes (Figura 7.4); em caso de sangramento excessivo, pontos homeostáticos com Vicryl 2-0 poderão ser necessários.

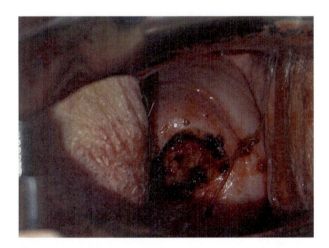

FIGURA 7.4 Hemostasia das bordas e pontos sangrantes do leito cirúrgico.
Fonte: Acervo do Ambulatório de Ginecologia Preventiva do Hospital Amaral Carvalho.

- Aplicação de solução de Monsel (subsulfato férrico) na cratera.

- Orientação pós-operatória: evitar relações sexuais por 4 semanas e procurar o serviço de saúde em caso de sangramento ou sinais de infecção como secreção purulenta com odor, dor pélvica ou febre.

- Preparação da peça para fixação em formol com ponto em 12 horas ou abertura em 3 horas e marcação da margem ectocervical com nanquim (Figuras. 7.5 a 7.7).

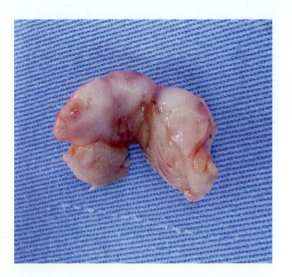

FIGURA 7.5 Peça cirúrgica aberta em 3 horas.
Fonte: Acervo do Ambulatório de Ginecologia Preventiva do Hospital Amaral Carvalho.

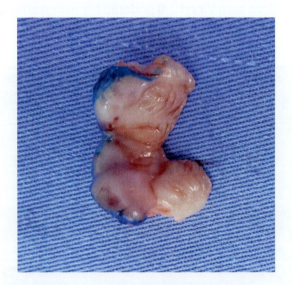

FIGURA 7.6 Peça de forma cônica com retirada ampla do endocérvice e marcação da margem ectocervical com nanquim.
Fonte: Acervo do Ambulatório de Ginecologia Preventiva do Hospital Amaral Carvalho.

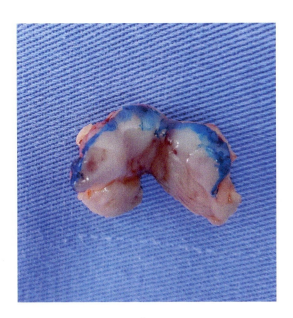

FIGURA 7.7 Marcação da margem ectocervical com nanquim.
Fonte: Acervo do Ambulatório de Ginecologia Preventiva do Hospital Amaral Carvalho.

Exérese das zonas de transformação tipos 1, 2 e 3

A exérese das ZT com LEEP (*loop electrosurgical excision procedure* [procedimento de exérese eletrocirúrgico com alça]) revolucionou o tratamento das lesões intraepiteliais do colo uterino na década de 1990 e vem sendo largamente utilizada em vários países. As principais vantagens do método consistem em facilidade de aprendizado, possibilidade de realização em ambulatório, baixo custo para aquisição do equipamento e menor risco de complicações quando comparado com conização a frio.

Equipamento e materiais

Colposcópio

- Gerador eletrocirúrgico, com possibilidade de corte e coagulação em conjunto (blend), com placa de retorno da paciente com sistema de monitoramento (que emite som quando não está conectada) e sistema de controle da potência.

- Caneta com botão acionador ou pedal.

- Aspirador com os tubos de conexão.

- Alças hemiesféricas, redondas e quadradas (20 × 8, 20 × 12, 10 × 10, 10 × 8, 10 × 4 mm).

- Eletrodos em esferas de 3 e 5 mm.

- Eletrodos em agulha.

- Espéculo de material isolante com tubo aspirador.

- Afastador de vagina com material isolante. Se não estiver disponível, pode-se usar outro espéculo em sentido contrário ou preservativo masculino, cortando-se a extremidade.

- Pinça de Cheron para auxiliar o procedimento.

- Seringa de 10 mL, com agulha de calibre 27 e 8,5 cm de comprimento.

- Porta-agulha, pinça de dissecção e tesoura longas (se houver necessidade de hemostasia com ponto cirúrgico). Fio categute 2-0 cromado ou Vicryl.

- Anestesia paralesional: xilocaína a 2% com adrenalina 1:100.000.

- Solução fisiológica, ácido acético 3% a 5%, Lugol.

- Algodão e gaze.

- Pote com formol a 10%.

- Pasta de Monsel ou Hemogin.

Potência a depender do tamanho do eletrodo:

- Alças de 20 × 10 ou 20 × 12 mm – 45 watts de potência blended.

- Alça de 20 × 8 mm – 40 watts de potência blended.

- Alças de 10 × 10 ou 10 × 8 mm – 35 watts de potência blended.

- Bolas de 3 mm – 30 watts de potência de coagulação.

- Bolas de 5 mm – 40 watts de potência de coagulação.

Técnica (Fig. 7.8)

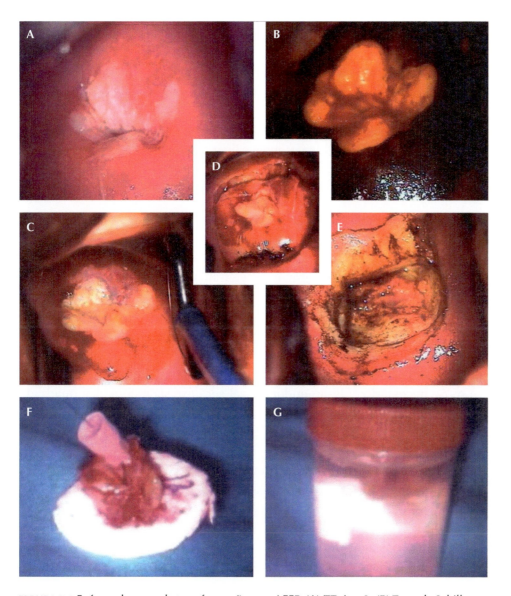

FIGURA 7.8 Exérese da zona de transformação com LEEP. (**A**) ZT tipo 3. (**B**) Teste de Schiller. (**C**) Passagem da alça eletrocirúrgica. (**D**) Peça excisada ainda no leito cirúrgico. (**E**) Cratera com ausência de lesão colposcópica residual. (**F**) Fixação da peça cirúrgica em placa de isopor demarcando o ponto de 12 horas. (**G**) Inserção da peça em solução de formol a 10%.
Fonte: Acervo da Dra. Neila Speck.

- Colocar a paciente em posição de litotomia.

- Inserir placa de retorno, testar o gerador de alta frequência e o aspirador.

- Posicionar o espéculo.

- Adequar o foco do colposcópio, com magnificação de 6 ou 16×.

- Retirar o excesso de muco com aplicação de solução fisiológica.

- Aplicar ácido acético e Lugol para demarcação da lesão que será excisada.

- Injetar xilocaína a 2% com adrenalina 1:100.000, 1 mL em 4 pontos do colo, ao redor da lesão (2, 4, 8, 10 horas), com 1 a 2 mm de profundidade.

- Escolher a alça mais adequada ao tipo de ZT, tamanho e topografia da lesão; colocar a devida potência e ligar o aspirador.

- Iniciar o procedimento após 1 minuto da anestesia.

- A profundidade da excisão deve ser de, no mínimo, 5 mm e, no máximo, 16 mm.

- Deve-se cortar com margem de segurança de 2 a 4 mm e tentar excisar a lesão em uma única passagem de alça. Nos casos de lesões extensas, poderá ser necessária mais de uma passagem de alça, sempre com início pela área central ao redor do orifício externo; depois, lábio posterior e anterior.

- Se necessário, a lesão endocervical será excisada com alça quadrada após a excisão ectocervical com alça oval, ou realizar a conização com o eletrodo em agulha, principalmente na ZT tipo 3.

- Eletrofulguração da cratera com esfera de 5 mm, após o ajuste para o modo coagulação e potência adequada. Eletrofulgurar também as margens da excisão.

- Aplicar pasta de Monsel ou Hemogin se houver necessidade de hemostasia complementar.

Recomendaçõess

- Nos casos de adenocarcinoma *in situ*, recomenda-se a abordagem que o médico estiver capacitado para fazer de acordo com o equipamento disponível (LEEP, laser ou conização a frio).

- É possível remover o DIU antes do LEEP ou introduzir os fios no canal antes da passagem da alça e expô-los após sua realização.

- Não usar preparações com álcool para limpeza da pele.

- A paciente deverá ser orientada a: não ter intercurso sexual por 4 semanas, não usar tampões ou duchas vaginais e procurar serviço médico se apresentar febre, corrimento amarelo com odor fétido, sangramento intenso ou dor abdominal intensa.

- Nos países em desenvolvimento: usar doxiciclina 100 mg, 12/12 h, por 7 dias + metronidazol 400 mg, 8/8 h, por 7 dias.

- Fazer retorno para resultado do estudo anatomopatológico da peça do LEEP.

Peça cirúrgica

A peça cirúrgica dever ser marcada com fio de sutura às 12h e as margens endocervicais pintadas com tinta nanquim. Deve ser colocada em frasco com boca larga e com formol a 10%, com quantidade de pelo menos 2 vezes o tamanho da peça. Nos casos de mais de um fragmento, devem ser colocados em frascos diferentes.

A terminologia da International Federation for Cervical Pathology and Colposcopy (IFCPC 2011) padronizou a descrição das dimensões do espécime excisado: comprimento – distância a partir da margem distal ou externa até a margem proximal ou interna; espessura – distância a partir da margem do estroma para a superfície do espécime; circunferência – distância em torno do perímetro da amostra (Figura 7.9).

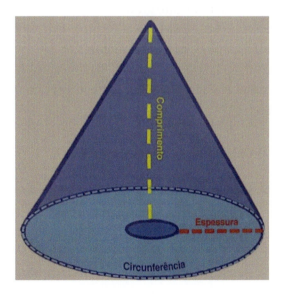

FIGURA 7.9 Descrição anatomopatológica do espécime excisado.
Fonte: Coleções Febrasgo – Doenças do Trato Genital Inferior (Elsevier, 2016).

Critérios de elegibilidade para realização da exérese da zona de transformação com LEEP

- Apresentar lesão intraepitelial confirmada na histologia ou suspeita de lesão intraepitelial de alto grau. Os casos de lesão intraepitelial de baixo grau deverão ser discutidos individualmente.

- Não ter evidência de câncer invasivo ou neoplasia glandular.

- Se tiver lesão endocervical, o limite deve ser visualizado e não ultrapassar 15 mm de penetração no canal.

- Não apresentar distúrbios de coagulação, diabetes ou hipertensão descontrolados.

- Não estar grávida.

- Se gestação recente, aguardar 3 meses após o parto.

- Não apresentar infecção genital.

Critérios de elegibilidade para realizar a abordagem "veja e trate" (see and treat)

- Alterações citológicas de alto grau.

- Achados colposcópicos anormais maiores.

- Junção escamocelular visualizada na ectocérvice ou até no máximo 1 cm do canal.

- Lesão restrita ao colo.

- Ausência de doença glandular ou invasiva.

- Ausência de processo inflamatório/infeccioso moderado a acentuado.

Referências bibliográficas

Cox JT, Ferris GD et al. Colposcopia moderna – Tratado e atlas. Cap. 20, 2012; p. 668.

Diretrizes brasileiras para o rastreamento do câncer do colo do útero. Instituto Nacional do Câncer, Ministério da Saúde, 2016.

Neves NA, Schindler SS, Mendes PMO. Métodos de tratamento nas patologias do trato genital inferior. In: Coleções FEBRASGO. Doenças do Trato Genital Inferior. Cap 21. Editora Elsevier. 2016; 203-215.

Prendiville W. Large loop excision of the transformation zone. In: Prendiville W (ed). Large loop excision of the transformation zone: a practical guide to LLETZ. London. Chapman and Hall. 1993; 54-55.

Prendville W, Sankaranarayanan R. Colposcopy and treatment of cervical precancer. Cap 12. 2017; p. 103. Disponível em: http://publications.iarc.fr.

Primo WQSP. Lesões pré-invasivas da vulva, vagina e colo uterino. In: Tratado de ginecologia da FEBRASGO. Cap 73. Editora Elsevier. 2019; 831-841.

Sadek AL. Needle excision of the transformation zone: a new method of treatment of cervical intraepithelial neoplasia. Am J Obstet Gynecol. 2000;1 82:866-71.

CAPÍTULO

8

VAGINOSCOPIA

Marcia Fuzaro Terra Cardial

Raquel Autran Coelho Peixoto

Introdução

A vagina da mulher adulta, em geral, é revestida por epitélio escamoso original semelhante ao existente no colo do útero. Embriologicamente, a porção superior da vagina deriva do ducto de Müller, e os terços médio e inferior, do seio urogenital. O primeiro origina o epitélio colunar e o último, epitélio escamoso. Na presença do pH ácido da vagina, ocorre o processo de metaplasia sobre o epitélio colunar, resultando na epitelização da vagina até o orifício externo do colo uterino.

Quando a epitelização é incompleta ou há persistência de epitélio mülleriano, origina-se a chamada adenose vaginal, que, embora incomum, é visualizada com epitélio colunar recobrindo até o terço superior ou médio. No caso de essa adenose ser recoberta por fino epitélio pavimentoso, a denominamos zona de transformação (ZT) congênita.

Indicações da colposcopia vaginal

A avaliação colposcópica da vagina é importante complemento à colposcopia cervical. Tem como principal indicação o rastreio de lesões precursoras a partir de citologia e/ou teste DNA-HPV positivo, visto que a doença causada pelo papilomavírus humano (HPV) pode ser multifocal e multicêntrica. Há anormalidades citológicas não explicadas pelos achados cervicais, encontrando-se na vagina sua localização. Secundariamente, por meio da vaginoscopia, é possível examinar as lesões benignas como pólipos, miomas, cistos, úlceras, septos, malformações congênitas, endometriose, adenose, ZT congênita, entre outros.

A lesão intraepitelial escamosa (SIL) da vagina é responsável por menos de 1% de neoplasias intraepiteliais do trato genital inferior. Pode ocorrer isoladamente ou associada a precursor cervical ou vulvar relacionado ao HPV. Até 65% das pacientes com SIL vaginal têm relato de SIL do colo do útero ou vulva. Aquelas com SIL vaginal geralmente são assintomáticas. As lesões são frequentemente multifocais e ocorrem predominantemente no terço superior da vagina, enquanto os terços médio e inferior estão envolvidos em menos de 10%. Isso se deve provavelmente à origem dupla do epitélio vaginal durante o desenvolvimento pré-natal.

A maioria das SIL de grau inferior provavelmente regride espontaneamente. Em contraste, as SIL de grau superior não tratadas progridem para câncer invasivo em 5% a 8% dos casos.

Técnica de exame

Com a paciente em posição ginecológica, introduz-se o espéculo vaginal e observam-se forma, conteúdo e trofismo. Procede-se à limpeza com solução fisiológica e avaliação da vascularização por meio do filtro verde do colposcópio, com avaliação do colo, seguida da vagina. Segue-se a aplicação de ácido acético 3% em colo e vagina com angulação lateral do colposcópio para que a luz incida nas paredes laterais (Figura 8.1). A solução de Schiller é aplicada no colo e na vagina e observa-se a presença de captação ao iodo nas paredes laterais com a angulação do colposcópio (Figura 8.2). As paredes anterior e posterior devem ser examinadas retirando lentamente o espéculo, aplicando ácido acético e Lugol, adequando o foco do colposcópio ou fazendo rotação do espéculo 360 graus. Na paciente submetida à histerectomia, os ângulos da cúpula vaginal devem ser bem examinados, porém a avaliação colposcópica completa pode ser prejudicada.

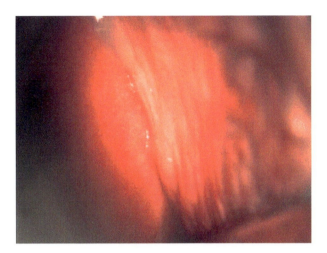

FIGURA 8.1 Vaginoscopia normal após aplicação de ácido acético.

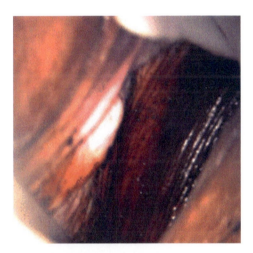

FIGURA 8.2 Vaginoscopia normal após aplicação de Lugol.

Achados colposcópicos

O aspecto colposcópico normal pode ser observado por meio de epitélio escamoso rugoso e de coloração rósea, na menacme; enquanto, na menopausa, adquire aspecto liso e de coloração mais apagada, recobrindo toda a vagina. Apesar de haver ZT em mulheres com adenose, os tipos de ZT descritas para o colo são irrelevantes e não se aplicam na vagina.

O colo e a vagina reagem à irritação causada por inflamações, principalmente com aumento da vascularização. Diferenciam-se duas formas de colpite: a difusa, com epitélio regularmente avermelhado e edemaciado, e a focal ou puntiforme, com rica vascularização reconhecida como inúmeros pontos sobre o epitélio vaginal (Figuras 8.3 e 8.4).

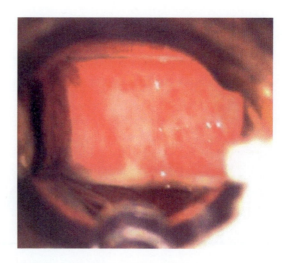

FIGURA 8.3 Colpite após aplicação de ácido acético.

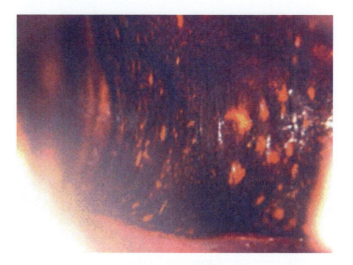

FIGURA 8.4 Colpite após aplicação de Lugol.

Os padrões colposcópicos de lesão vaginal aparecem mais comumente como epitélio acetobranco e não são específicos, ao contrário dos cervicais. Lesões vaginais de diferentes gravidades podem ter aparência similar, impedindo boa predição do grau histológico. A SIL vaginal aparece geralmente com acetobranqueamento de bordas afiadas e aparência de superfície granular (Figuras 8.5 e 8.6). Ocasionalmente, há pontilhado. Mosaico ou ceratose raramente são encontrados. Áreas iodo-negativas ao Lugol parecem ser o segundo padrão mais frequente de lesões vaginais, com alta sensibilidade geral e baixa especificidade (Figuras 8.7 e 8.8). A aplicação de iodo é importante, porém a interpretação do teste de Lugol pode ser difícil na pós-menopausa devido à atrofia. Nesse caso, pode ser útil a aplicação prévia de um estrogênio tópico por 3 a 4 semanas.

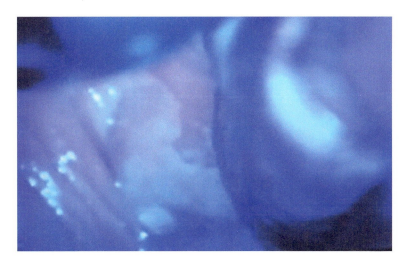

FIGURA 8.5 Achado anormal maior após aplicação de ácido acético em cúpula vaginal.

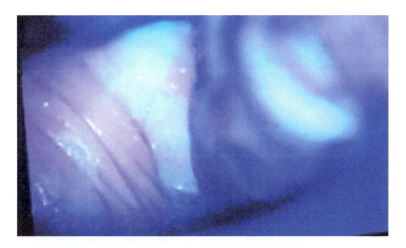

FIGURA 8.6 Achado anormal maior após aplicação de ácido acético em carcinoma escamoso de vagina em paciente histerectomizada.

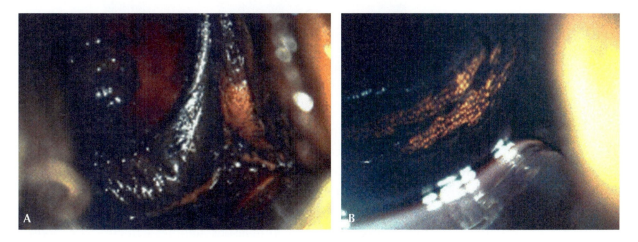

FIGURA 8.7 (A e B) Achado anormal menor após aplicação de Lugol.

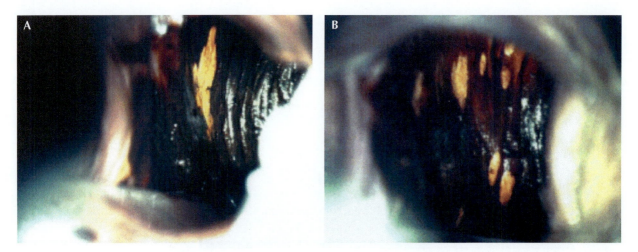

FIGURA 8.8 (A e B) Achado anormal maior após aplicação de Lugol.

Os padrões vasculares são mais preditivos para lesões vaginais, apesar de não conseguirem atingir a mesma especificidade e sensibilidade do colo do útero. Vasos atípicos e lesões com superfície irregular e ulceração são suspeitos de doença invasiva (Figura 8.9).

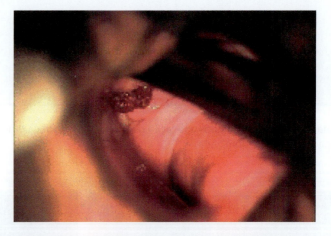

FIGURA 8.9 Carcinoma primário de vagina em mulher histerectomizada.

Os achados colposcópicos devem ser descritos conforme a mais recente terminologia colposcópica elaborada pelo Comitê de Nomenclatura da International Federation for Cervical Pathology and Colposcopy (IFCPC), em 2011. Após revisão crítica de terminologias anteriores, expandiu-se para incluir a terminologia do colo do útero e da vagina, apresentadas na Tabela 8.1. Em tal nomenclatura, houve a distinção entre lesões menores e maiores, de modo a melhorar a correlação com histologia e implicações para o tratamento.

Tabela 8.1 Terminologia do colo do útero e da vagina		
Terminologia colposcópica da vagina | IFCPC Rio-2011		
Avaliação geral	Colposcopia adequada ou inadequada (especificar o motivo: sangramento, cicatriz, inflamação etc.)	
Achados colposcópicos normais	Epitélio escamoso original: maduro ou atrófico	
Achados colposcópicos anormais	Princípios gerais	Localização da lesão: terço superior/ dois terços inferiores
		Anterior/posterior/lateral direito ou esquerdo
	Grau 1 (menor)	Epitélio acetobranco tênue
		Mosaico/pontilhado finos
	Grau 2 (maior)	Epitélio acetobranco tênue
		Mosaico grosseiro/pontilhado grosseiro
	Não específico	Epitélio colunar (adenose)
		Captação da solução de Lugol/teste de Schiller – negativo/positivo
Suspeita de invasão	Vasos atípicos. Sinais adicionais: vasos frágeis, superfície irregular, lesão exofítica, necrose, ulceração (necrótica), neoplasia tumoral/grosseira	
Miscelânia	Erosão (traumática), condiloma, pólipo, cisto, endometriose, inflamação, estenose vaginal, zona de transformação congênita	

Fonte: Bornstein et al., 2012.

Técnica de biópsia

A biópsia deve ser realizada em lesão visível para definir o diagnóstico e descartar invasão. A aplicação de anestésico local é geralmente dispensada no terço superior e utilizado em terços médio e inferior. Nesse caso, pode-se utilizar lidocaína 2% em seringa com agulha hipodérmica ou carpule com agulha gengival.

Em geral, para proceder à biópsia, utiliza-se a pinça Gaylor Medina, fechando um pouco o espéculo para facilitar o pregueamento da mucosa. Na vagina atrófica e lisa, a pinça de biópsia pode deslizar sobre a mucosa, dificultando ainda mais o procedimento. Nesses casos, considerando-se paredes vaginais laterais, pode-se recorrer a uma pequena alça de alta frequência. Esse procedimento não é recomendado para paredes anterior e posterior.

A hemostasia é feita com percloreto de ferro III a 49%, e a paciente deve ser orientada à abstinência sexual nesse dia. O material da biópsia deve ser acondicionado em frasco com formol a 10%, com identificação conferida com o nome da paciente.

Os colposcopistas têm dificuldade em fazer biópsias das áreas mais graves em SIL multifocais ou generalizadas, porque o padrão colposcópico não é específico. Além disso, os padrões vasculares não são de fácil detecção, exceto quando extensos. Até hoje, foi relatado que um dos fatores de risco para a recorrência de SIL vaginais após as terapias parece ser a multifocalidade da lesão; por isso, o seguimento colposcópico detalhado é de grande valia.

Em 2012, a terminologia escamosa anogenital inferior (LAST) recomendou uma terminologia histopatológica uniforme de dois níveis para doença escamosa associada ao HPV em todos os tecidos do trato anogenital, como baixo e alto graus. A Organização Mundial da Saúde (OMS) adaptou a classificação de 2014 referente a lesões vaginais como LSIL (anteriormente displasia leve) e HSIL (antigamente VAIN 2/3, carcinoma *in situ*). O espectro de SIL vaginal inclui lesões classificadas como condilomas (LSIL da vagina, VAIN 1) e lesões classificadas como neoplasia intraepitelial vaginal de alto grau (HSIL de vagina, VAIN 2 e 3) (Figuras 8.10 e 8.11).

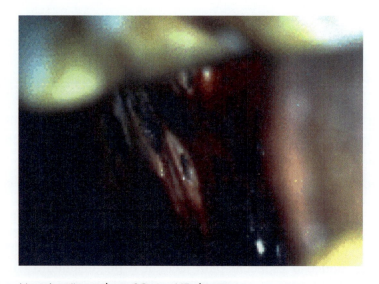

FIGURA 8.10 Vaporização por laser CO_2 em LIE alto grau.

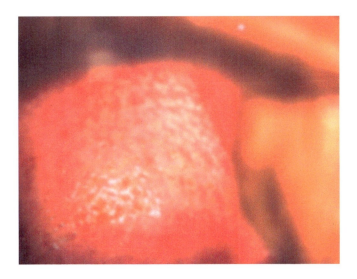

FIGURA 8.11 Vagina logo após laser CO_2 fracionado para tratamento de atrofia vaginal.

Referências bibliográficas

Boonlikit S, Noinual N. Vaginal intraepithelial neoplasia: a retrospective analysis of clinical features and colpohistology. J Obstet Gynaecol Res. 2010; 36:94Y100.

Bornstein J, Bentley J, Bösze P et al. 2011 colposcopic terminology of the International Federation for Cervical Pathology and Colposcopy. Obstet Gynecol. 2012 Jul; 120(1):166-72.

Diakomanolis E, Stefanidis K, Rodolakis A et al. Vaginal intraepithelial neoplasia: report of 102 cases. Eur J Gynaecol Oncol. 2002; 23:457-459.

Frega A, Sopracordevole F, Assorgi C et al. Vaginal intraepithelial neoplasia: a therapeutical dilemma. Anticancer Res. 2013; 33:29-38.

Girardi, F. Burghardt's colposcopy and cervical pathology: textbook and atlas. In: Girardi F, Reich O, Tamussino K et al. 4. ed. 2015; p. 242.

Indraccolo U, Baldoni A. A simplified classification for describing colposcopic vaginal patterns. Journal of Lower Genital Tract Disease. 2012; 16(2):75-79.

Kurman RJ, Carcangiu ML, Herrington CS et al (eds.). WHO classification of tumors of the female reproductive organs. 4. ed. Lyon, France: IARC Press, 2014.

Rome RM, England PG. Management of vaginal intraepithelial neoplasia: a series of 132 cases with long-term follow-up. Int J Gynecol Cancer. 2000; 10:382-90.

CAPÍTULO

9

VULVOSCOPIA

Isabel Cristina Chulvis do Val Guimarães

Ana Carolina S. Chuery

Introdução

P ara a descrição deste capítulo, foi utilizada a Terminologia Clínica/Colposcópica da Vulva, preconizada pela International Federation of Cervical Pathology and Colposcopy (IFCPC) e a Terminologia e Classificação dos Distúrbios Dermatológicos utilizada pela International Society for the Study of Vulvovaginal Disease (ISSVD), ambas de 2011. Essas terminologias têm a finalidade de facilitar o reconhecimento de padrões ou de alterações vulvares que podem ser obtidos com ou sem o uso do colposcópio ou de lente de aumento.

De acordo com a IFCPC, na avaliação ginecológica de rotina da mulher, a inspeção à vista desarmada deve ser o método inicial para o exame da vulva e da região perianal. Essa conduta é justificada porque é possível observar a maioria das lesões sem o auxílio do colposcópio. Dessa forma, a vulvoscopia pode ser utilizada para caracterizar melhor os achados encontrados ao exame macroscópico, pois ajuda a delinear melhor a lesão facilitando a escolha da área a ser biopsiada. O conhecimento das várias estruturas da vulva e da região perianal/ânus, assim como a sua composição (pele ou mucosa), é de fundamental importância, pois algumas condições afetam a pele e a mucosa, outras, somente a pele ou somente a mucosa. Também é importante identificar as áreas com pelo daquelas sem pelo, pois os anexos cutâneos encontram-se nas áreas de pelo e podem estar envolvidos em uma variedade de doenças cuja abordagem poderá ser diferente.

Destaca-se que, desde 2015, a ISSVD classifica a neoplasia intraepitelial vulvar (NIV) em: lesão intraepitelial escamosa de baixo grau (condiloma viral ou efeito citopático de HPV); lesão intraepitelial escamosa de alto grau de vulva (NIV tipo usual); neoplasia intraepitelial – tipo diferenciada.

Achados normais

A micropapilomatose vestibular (Figura 9.1) consiste em projeções de tecido conectivo cobertas por epitélio normal. As projeções papilares são simétricas, regulares, frequentemente bilaterais e de tamanhos variados (até 6 a 8 mm), revestindo o vestíbulo e a face interna dos pequenos lábios. Destaca-se que, na micropapilomatose vestibular, cada projeção papilar tem a sua base, diferindo do condiloma acuminado, que apresenta papilas sobre base única e eixo vascular no centro de cada papila.

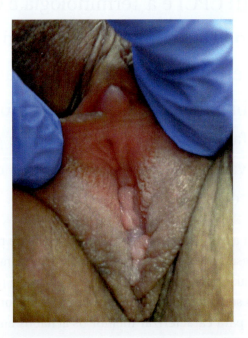

FIGURA 9.1 Micropapilomatose vestibular: papilas simétricas, bilaterais, em face interna dos pequenos lábios.

Os grânulos de Fordyce consistem em glândulas sebáceas normais que se abrem diretamente na superfície, principalmente na face interna dos grandes lábios e nos pequenos lábios. Ao exame, apresentam-se como pápulas amareladas ou esbranquiçadas, com tamanho de 1 a 2 mm.

A hiperemia vestibular pode se apresentar em graus variados de intensidade e, como achado isolado e não associado com outras manifestações, não é indicativo de dermatites ou processos inflamatórios.

Achados anormais

Os achados anormais incluem dermatoses, condições benignas, lesões pré-neoplásicas e neoplásicas. É importante descrever a lesão primária (Quadro 9.1) de acordo com o tamanho, o tipo (plana ou elevada), a cor e a localização, assim como a morfologia secundária (Quadro 9.2), a fim de enquadrar os achados clínicos dentro de um diagnóstico provável. Uma vez que o padrão da lesão tenha sido reconhecido, é possível realizar uma avaliação adicional seja por meio de biópsia ou de obtenção de material para a pesquisa de fungos e/ou bactérias através de culturas, de exame micológico direto ou da coloração pelo Gram, para que o diagnóstico definitivo ou diferencial possa ser feito.

Quadro 9.1	
Mácula	Área de mudança de cor, sem relevo e sem conteúdo à palpação, < 1,5 cm
Mancha	Área de mudança de cor, sem relevo e sem conteúdo à palpação, > 1,5 cm
Pápula	Lesão elevada e palpável, < 1,5 cm
Placa	Lesão elevada, palpável e plana, > 1,5 cm
Nódulo	Pápula grande (>1,5 cm), muitas vezes hemisférica ou mal delimitada; pode ser cístico ou sólido e localizado na superfície ou abaixo da pele.
Vesícula	Bolha pequena (< 0,5 cm) cheia de líquido transparente/claro localizada na pele ou mucosa
Bolha	É maior (>0,5 cm), cheia de líquido transparente/claro localizada na pele ou mucosa
Pústula	Vesícula ou bolha cheia de líquido branco ou amarelo (pus)

Quadro 9.2	
Eczema	Grupo de doenças inflamatórias pruriginosas que se caracterizam pela presença de placas vermelhas, mal delimitadas, podendo apresentar microvesículas que cursam frequentemente com ruptura de superfície da pele
Liquenificação	Espessamento do tecido e aumento da proeminência das marcas na pele, podendo ser vermelho-vivo, vermelho-escuro ou branco
Escoriação	Ruptura de superfície da pele que ocorre como resultado do "ciclo de coceira"
Erosão	Lesão superficial da pele atingindo a epiderme até a membrana basal de forma parcial ou total; a derme está intacta
Fissura	Erosão fina e linear da superfície da pele
Úlcera	Lesão mais profunda da pele com ausência da epiderme e de parte ou da totalidade da derme

Dentre as lesões brancas estão vitiligo, líquen escleroso e hipopigmentação pós-inflamatória, podendo se apresentar como mácula ou mancha.

Como exemplo de lesões pigmentadas escuras (preta/marrom), há melanose, nevo melanocítico e hiperpigmentação pós-inflamatória, que também podem cursar como mancha ou mácula. Já os hemangiomas constituem lesões pigmentadas vermelhas e podem se apresentar como mácula ou mancha.

Pápulas com diferentes colorações são observadas em diversas condições, como nos angioqueratomas (Figura 9.2), no líquen plano, no acrocórdon, no siringoma, na foliculite, na ceratose seborreica (Figura 9.3) e na lesão intraepitelial escamosa de alto grau (NIV tipo usual). Líquen escleroso (Figura 9.4), líquen simples crônico, psoríase (Figura 9.5), dermatite seborreica e eczemas são alguns exemplos que se manifestam frequentemente como placas e, em geral, estão associados com alterações secundárias.

Formações nodulares incluem furúnculos, cistos epidérmicos, cistos sebáceos, hidradenoma papilífero, lesão intraepitelial escamosa de alto grau (NIV tipo usual), nevos melanocíticos, entre outros (Figura 9.6). Lesões com conteúdo líquido (vesícula, bolha e pústula) são observadas nos casos de herpes, foliculite, candidíase, eczema agudo, pênfigos e linfangioma (Figura 9.7).

Entre as alterações secundárias, o eczema é observado principalmente na dermatite de contato alérgica ou irritativa e dermatite atópica, ou pode estar sobreposto a outras doenças vulvares. Outras doenças como candidíase, doença de Paget extramamária (Figura 9.8) e doença de Hailey-Hailey mimetizam clinicamente a doença eczematosa.

CAPÍTULO 9 Vulvoscopia 117

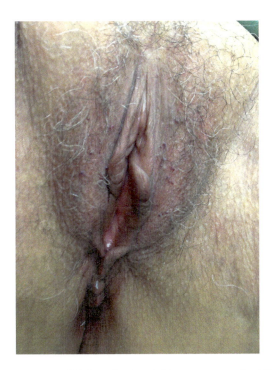

FIGURA 9.2 Angioqueratomas: múltiplas pápulas violáceas em grandes lábios.

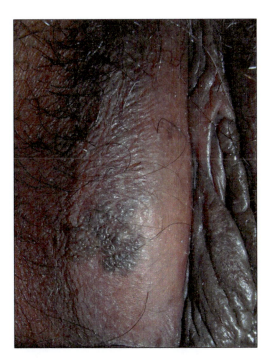

FIGURA 9.3 Ceratose seborreica: placa hiperpigmentada, de superfície rugosa, em grande lábio direito.

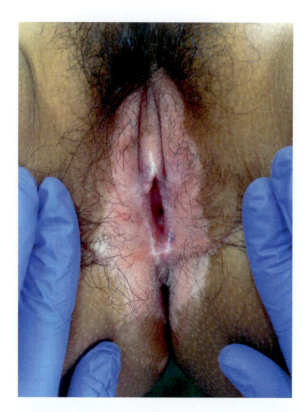

FIGURA 9.4 Líquen escleroso: placa hipocrômica extensa, atingindo da comissura anterior de grandes lábios até a região perianal (lesão em 8), apagamento dos pequenos lábios.

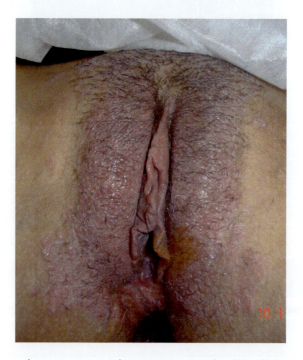

FIGURA 9.5 Psoríase: placa eritematosa, descamativa, estendendo-se do monte pubiano até a região perineal.

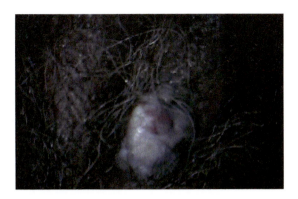

FIGURA 9.6 Carcinoma de células basais: nódulo nacarado em grande lábio esquerdo.

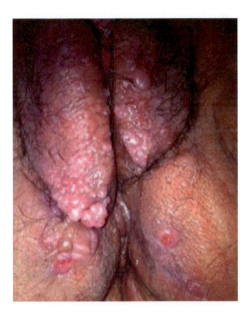

FIGURA 9.7 Lesões múltiplas, algumas tipo nódulos císticos e outras como vesículas e bolhas, ocupando a face externa dos grandes lábios em toda a sua extensão e região perianal. A biópsia revelou linfangioma.

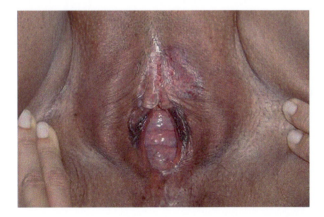

FIGURA 9.8 Placa eritêmato-descamativa, de aspecto eczematoso, de bordas bem delimitadas, pruriginosa, ocupando a porção cranial da vulva. A biópsia revelou doença de Paget.

A liquenificação é observada principalmente no líquen simples crônico ou sobreposta a outras doenças pruriginosas. Por fim, há as alterações de superfície cutânea e/ou mucosa. A erosão é observada, por exemplo, no líquen plano erosivo, doença de Paget extramamária, vesículas ou bolhas que se romperam. As úlceras são manifestações de infecções sexualmente transmissíveis, úlcera vulvar aguda, doença de Behçet (Figura 9.9), doença de Crohn e neoplasia. As fissuras podem surgir no epitélio normal, sendo idiopáticas ou relacionadas com atividade sexual, ou no epitélio anormal, em decorrência de outras lesões vulvares.

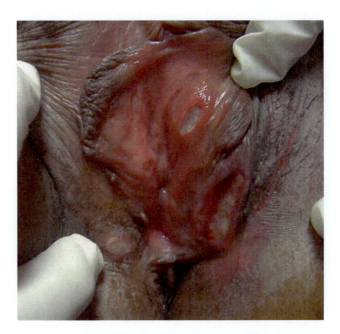

FIGURA 9.9 Mulher referindo aparecimento de úlceras em região vulvar e aftas orais. No exame físico, foram observados nódulos acneiformes em região dorsal e pernas e úlceras de tamanhos variados, acometendo a região do vestíbulo vulvar (mucosa) e região perineal (pele). O diagnóstico foi doença de Behçet.

Achados vários/miscelânea

Este item engloba as alterações decorrentes de trauma de qualquer origem e as malformações. Os traumas geralmente se apresentam com edema, hematoma, lacerações ou cicatrizes. Alterações necróticas também poderão ser observadas em decorrência de danos ocasionados por agentes químicos ou radiação.

Suspeita de malignidade

A presença de alterações que sugerem malignidade, tais como neoplasia grosseira, úlcera, necrose, sangramento, lesões exofíticas e hiperqueratoses, deve sempre ser investigada com biópsia para confirmar ou descartar o câncer de vulva (Figuras 9.10 e 9.11).

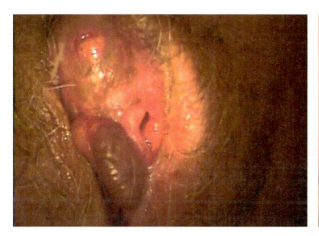
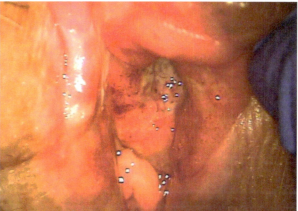

FIGURA 9.10 Carcinoma de células escamosas: lesão ulcerada, endurecida, em região vestibular, infiltrando região clitoridiana.

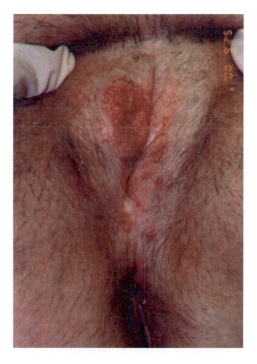

FIGURA 9.11 Mancha hipocrômica acometendo a face interna dos grandes lábios desde a porção cranial até a perianal, com apagamento dos pequenos lábios. Presença de úlcera na face interna de grande lábio direito e escoriações por coçadura. A biópsia revelou carcinoma escamoso bem diferenciado e líquen escleroso.

Achados colposcópicos anormais/outros achados de magnificação

Para realizar a vulvoscopia, observa-se a região com magnificação antes e após aplicação repetida do ácido acético a 5% (ou a 3% em mulheres mais sensíveis, como as de pele clara ou na pós-menopausa), esperando a ação do reagente após 3 a 5 minutos. As alterações observadas após a aplicação do ácido acético incluem epitélio acetobranco, pontilhado, vasos atípicos e irregularidades de superfície. As alterações epiteliais são as mais frequentemente observadas. Como o epitélio vulvar apresenta queratinização e pigmentação, a visualização dos vasos sanguíneos não é muito clara, portanto, as alterações vasculares como pontilhado e mosaico são menos frequentes e observadas principalmente nas regiões não pilosas (região vestibular) e em lesões eritematosas. É importante destacar que a presença de epitélio acetobranco nem sempre indica lesão HPV induzida. Qualquer condição inflamatória, infecciosa, traumática (após relação sexual ou áreas cicatriciais) pode ocasionar graus variados de acetobranqueamento, especialmente na região vestibular. Nessas situações, observa-se acetobranqueamento tênue, difuso e inespecífico, de bordas irregulares, que ocupa a face interna dos pequenos lábios e a fúrcula, podendo estar acompanhada de focos acetobrancos satélites, múltiplos e, às vezes, coalescentes.

Por outro lado, a lesão intraepitelial escamosa de alto grau (NIV tipo usual) tem apresentação clínica variada, com lesões papulosas únicas ou múltiplas, de coloração diversa (acinzentada, esbranquiçada, avermelhada, amarronzada, mista), e que, após aplicação de ácido acético, nota-se epitélio acetobranco plano denso, demarcado, com relevo ou irregularidades de superfície e bordas mais regulares. Nesse caso, é necessária a biópsia (Figuras 9.12 a 9.16).

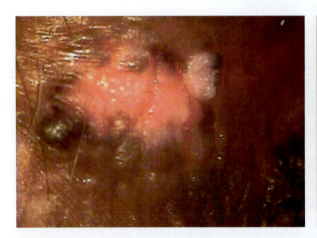 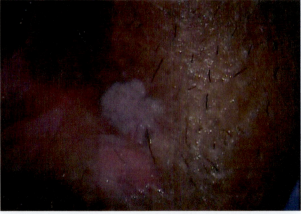

FIGURA 9.12 Lesão intraepitelial escamosa de alto grau (NIV tipo usual): à esquerda, placa de coloração rósea com bordas irregulares sobrelevadas hiperpigmentadas em grande lábio direito. À direita, epitélio acetobranco denso, com bordas regulares, em grande lábio esquerdo.

Lesões hiperpigmentadas com qualquer grau de acetobranqueamento, mesmo inespecífico, também devem ser biopsiadas para descartar a presença de lesão intraepitelial escamosa de alto grau (NIV tipo usual). Outras doenças, tais como dermatoses, doença de Paget extramamária e melanoma, podem não apresentar acetobranqueamento. Por esse motivo, a investigação histopatológica deve ser considerada em lesões suspeitas mesmo sem apresentar reação após aplicação de ácido acético.

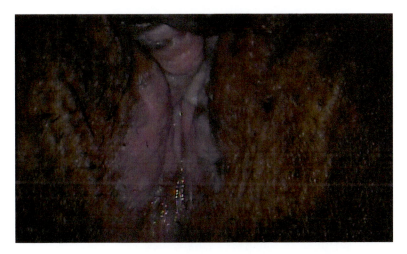

FIGURA 9.13 Lesão intraepitelial escamosa de alto grau (NIV tipo usual): epitélio acetobranco denso em região perineal.

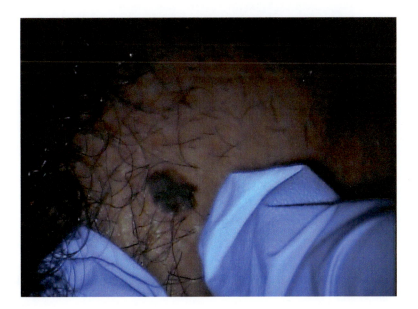

FIGURA 9.14 Lesão intraepitelial escamosa de alto grau (NIV tipo usual): pápula hiperpigmentada em grande lábio esquerdo.

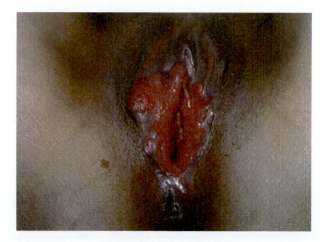

FIGURA 9.15 Lesões papulosas eritroplásicas que se tornaram confluentes, formando uma grande placa, acometendo os pequenos lábios e grande parte dos grandes lábios. A biópsia revelou lesão de alto grau (NIV tipo usual).

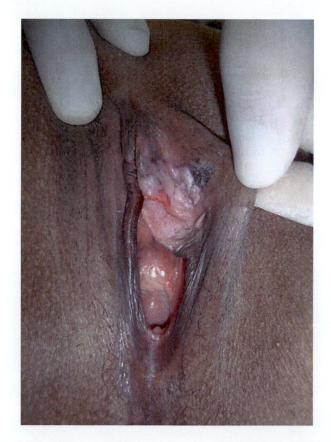

FIGURA 9.16 Lesão pruriginosa, tipo placa papulosa única, policrômica, extensa com erosão central, ocupando a face interna de grande lábio esquerdo. A biópsia revelou lesão de alto grau (NIV tipo usual).

Referências bibliográficas

Bornstein J, Sideri M, Tatti S et al. Nomenclature Committee of International Federation for Cervical Pathology and Colposcopy. 2011 terminology of the vulva of the International Federation for Cervical Pathology and Colposcopy. J Low Gen Tract Dis. 2012; 16(3):290-5.

Calux NMC. Vulvoscopia. In: Martins, NV. Patologia do trato genital inferior. São Paulo. Editora Roca. 2005; 755-62.

Febrasgo. Vulvoscopia. In: Manual de Orientação – Trato genital inferior. 2010.

Gagné HM. Colposcopy of the vagina and vulva. Obstet Gynecol Clin N Am. 2008; 35:659-69.

Lynch PJ, Moyal-Barracco M, Scurry J et al. 2011 ISSVD Terminology and classification of vulvar dermatological disorders: an approach to clinical diagnosis. J Low Genit Tract Dis. 2012;16(4):339-44.

Kesic V. Chapter 14. Colposcopy of the vulva, perineum and anal canal. EAGC Course Book on Colposcopy. p.125-63.

Micheletti L, Preti M, Monica FL. La vulvoscopia, no debe ser destinada como el examen colposcopico de la vulva. Archivos Médicos de Actualización en Tracto Genital Inferior (AMATGI). 2011; Año III(4):29-34.

Neill AS, Lewis FM. Ridley's La Vulva. Diagnóstico y tratamento de las patologías. 3. ed. Caracas: Amolca, 2011.

Sideri M, Jones RW, Wilkinson EJ. Squamous vulvar intraepithelial neoplasia: 2004 modified terminology, ISSVD Vulvar Oncology Subcommittee. J Reprod Med. 2005; 50:807-10.

Speck NMG, Campaner AB. Genitoscopia. In: Fernandes CE, Sá MFS. Tratado de Ginecologia Febrasgo. 1. ed. Rio de Janeiro. Editora Elsevier. 2019; 123-34.

CAPÍTULO 10

PENISCOPIA

Ana Carolina Alves Rosário de Sica

Adriana Bittencourt Campaner

Maria dos Anjos Neves Chaves

Introdução

A peniscopia é a avaliação visual do pênis, embebido em ácido acético, empregando-se o colposcópio. Em 1982, Baggish foi o primeiro a usar o colposcópio para examinar o pênis. Em 1985, Rosemberg utilizou a associação de colposcópio e ácido acético para examinar o pênis de homens com lesões induzidas pelo papilomavírus humano (HPV). No entanto, em 1991, Nicolau et al. padronizaram a técnica para a avalição masculina.

Atualmente, a peniscopia foi substituída pela chamada genitoscopia, que é avaliação mais ampla do trato genital masculino: região pubiana, pênis, região uretral, escroto, regiões inguinais, períneo e região perianal. É o principal meio para se diagnosticar lesões induzidas pelo HPV em homens e permite também a avaliação de lesões subclínicas em pacientes assintomáticos.

A peniscopia possibilita a identificação de lesões verrucosas clássicas, pápulas e máculas, incluindo lesões mínimas, pontilhados vasculares e até lesões planas acetobrancas ou não. No entanto, a acurácia da peniscopia depende da morfologia dos achados, sendo que a mesma não consegue diferenciar se uma lesão é ou não causada pelo HPV ou se é uma lesão intraepitelial de pênis (PIN). Em cerca de 30% a 65% dos casos, o diagnóstico definitivo é feito por meio do estudo histológico. Deve-se levar em conta que processos inflamatórios e infecciosos, bacterianos ou fúngicos, assim como microtraumas, podem ocasionar um resultado falso-positivo ao exame. É importante lembrar-se de que as papilas hipertróficas da região da coroa da glande e junto ao freio no prepúcio distal são fisiológicas e não relacionadas ao vírus (Figuras 10.1 A e B). Dessa maneira, considera-se esse procedimento um meio para diagnóstico de lesões penianas, além de localizá-las, numerá-las e descrevê-las.

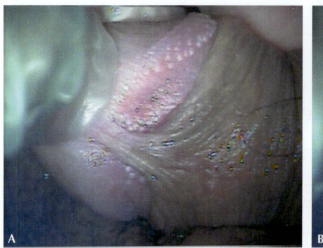 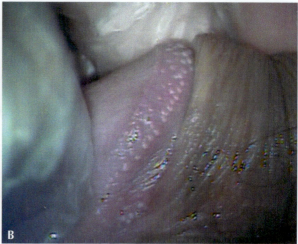

FIGURAS 10.1 (**A** e **B**) Papilas hipertróficas em coroa e de freio.
Fonte: Acervo do Laboratório SalomãoZoppi-DASA.

Técnica do exame

O exame baseia-se na avaliação da genitália externa masculina com o colposcópio no aumento de até 16 vezes. O paciente deve estar sentado, deitado ou em posição de litotomia, sendo a última a melhor para avaliar a região de períneo e perianal. Em um primeiro momento, realiza-se o exame sem o ácido acético e, posteriormente, é feita a visualização com magnificação do órgão embebido em ácido acético. A peniscopia é dividida em quatro tempos.

O primeiro tempo é caracterizado pela avaliação a olho nu de todo o trato genital. Pesquisam-se alterações anatômicas, de coloração e presença ou não de lesões. Em um segundo momento, o pênis é envolto em toda sua extensão com gaze contendo ácido acético a 5%. A substância pode ser também borrifada; ela deve ser aplicada em todas as regiões da genitália, incluindo púbis, bolsa, períneo e perianal. Deve-se aguardar cerca de 5 minutos para que o ácido exerça sua ação sobre as proteínas celulares e tornar a lesão esbranquiçada quando presente. O ácido acético coagula e precipita as proteínas intracelulares, revelando lesões ou acentuando as preexistentes. Posteriormente, visualiza-se o órgão pelo colposcópio. A uretra distal deve ser avaliada com cotonete embebido em ácido acético, o que permite até o afastamento das bordas e melhor avaliação do local. Pode-se também usar um afastador.

O terceiro tempo é opcional, em que o trato genital é pincelado por uma gaze contendo azul de toluidina a 1%. A substância se fixa em regiões ricas em DNA proliferante; segue-se a limpeza da região com ácido acético a 1% e posterior visualização ao colposcópio.

O quarto tempo é caracterizado pela realização de biópsias das lesões clínicas ou subclínicas. O procedimento é feito após anestesia local, utilizando-se lidocaína a 2%, sem vasoconstritor, com agulha de insulina. O anestésico deve ser aplicado em região subcutânea logo abaixo da lesão. A pinça de biópsia utilizada é a mesma do colo uterino, tipo Gaylor modificada por Medina. O material retirado é enviado para serviço de anatomia patológica para análise histológica, e nele pode-se realizar também as pesquisas de HPV por biologia molecular e outras análises por imuno-histoquímica. Dependendo do número de lesões, pode ser necessária a realização de mais de uma biópsia, e todas devem ser enviadas em frascos diferentes. A hemostasia é realizada com hemogin (cloreto férrico 50%) ou ácido metacresol-sulfônico concentrado (Albocresil®). A peniscopia permite também a coleta de material como a citologia peniana e de material para biologia molecular.

Indicações

Indica-se o exame de peniscopia em pacientes com alto risco de albergar lesões associadas à infecção pelo HPV, bem como na elucidação de qualquer tipo de lesão:

- Parceiros de mulheres com HPV e neoplasia intraepitelial

- Pré-operatório de casos de neoplasia intraepitelial ou lesões de alto grau de pênis

- Controle de pós-operatório ou pós-tratamento de lesões induzidas pelo HPV

- Imunossupressão

- Pruridos crônicos localizados

- Áreas congestas e circunscritas

- Doença HPV multicêntrica ou persistente ou recidivante

- Pacientes com balanopostite

- Pacientes com infecções sexualmente transmissíveis

- Pacientes com lesões visíveis, como verrugas

- Pacientes com múltiplos parceiros sexuais.

Achados colposcópicos

Whinkstron et al, em 1999, classificou as lesões acetobrancas em típicas quando são bem delimitadas, com ligeira elevação das bordas e presença no centro de vasos na localização central, e terminais, com ou sem depressão do epitélio. Já as lesões suspeitas são bem demarcadas, ligeiramente sobrelevadas e com ausência de alças capilares. As lesões atípicas são caracterizadas por lesões de borda acinzentada, com ausência de alças capilares (Figuras 10.2 A e B). Outros achados possíveis são de lesões exofíticas com superfície granulomatosa (verrugas) podendo ser eritematosas ou normo ou hipercrômicas, ou ainda placas, pápulas, máculas, úlceras e vesículas. Atualmente, não existe a classificação do exame de peniscopia, assim como existe para o trato genital feminino.

Os possíveis diagnósticos diferenciais de lesões anogenitais em homens são:

- Lesões infecciosas: condilomas acuminados (Figuras 10.3 a 10.6), balanopostite (Figuras 10.32 e 10.33), papilomas escamosos (Figuras 10.7 a 10.12), lesões por herpes-vírus (Figura 10.23), cancro duro (Figura 10.24) e condilomas planos (sífilis), *Molluscum contagiosum* (Figuras 10.26 e 10.27), candidíase e tinea púbis.

- Lesões benignas não infecciosas: dermatite de contato, ceratose seborreica, dermatite traumática, eczemas, líquen escleroso (Figuras 10.29 e 10.30), psoríase (Figuras 10.31) e líquen plano.

- Lesões pré-neoplásicas e neoplásicas: acrocórdon, adenomas, angiofibromas, cistos de inclusão, melanoma, nevo, psoríase, neoplasia intra-epitelial peniana de baixo e alto grau – PN (Figuras 10.13 a 10.20), eritroplasia de Queyrat (Figura 10.21), papulose bowenoide (Figura 10.22) e câncer.

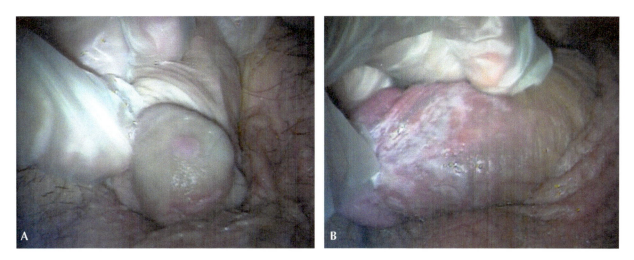

FIGURA 10.2 (**A**) Epitélio acetobranco, bem delimitado, sem relevo em glande; a biópsia evidenciou alterações inflamatórias com áreas focais de infecção pelo vírus do HPV. (**B**) Epitélio acetobranco difuso, extenso e secundário à balanopostite.
Fonte: Acervo do Laboratório SalomãoZoppi-DASA.

Destaca-se que as lesões induzidas pelo vírus do HPV apresentam polimorfismo como representado nas diversas figuras a seguir.

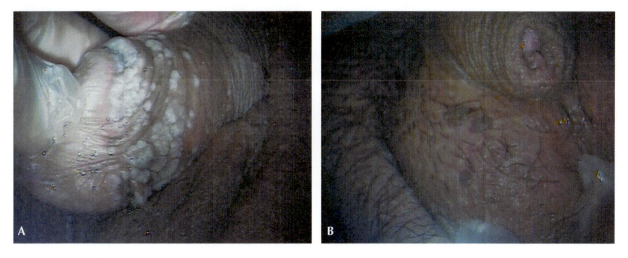

FIGURA 10.3 (**A**) Áreas verrucosas hipercrômicas associado a acetorreação em mucosa e prepúcio cujo histopatológico evidenciou condiloma acuminado. (**B**) Formações verrucosas hipercrômicas sem acetorreação em bolsa escrotal cuja biópsia também evidenciou condiloma acuminado.
Fonte: Acervo do Laboratório SalomãoZoppi-DASA.

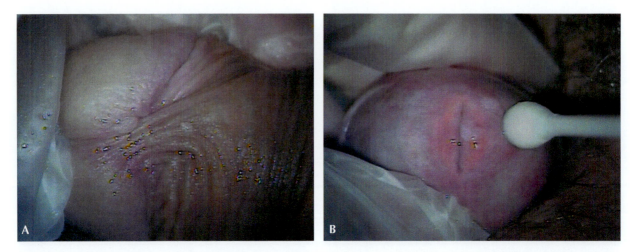

FIGURA 10.4 (**A**) Formações verrucosas normocrômicas com acetorreação em freio cujo histopatológico foi de condimola acuminado. (**B**) Outro aspecto para o condiloma com formações verrucosas acetorreagentes em glande.
Fonte: Acervo do Laboratório SalomãoZoppi-DASA.

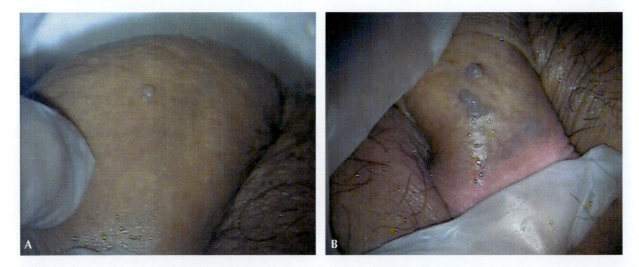

FIGURA 10.5 (**A**) Única formação papular hipercrômica com discreta acetorreação em corpo peniano e em (**B**) destacam-se formações verrucosas hipercrômicas com discreta acetorreação também corpo peniano e em ambos o histopatológico foi de condiloma de corpo peniano.
Fonte: Acervo do Laboratório SalomãoZoppi-DASA.

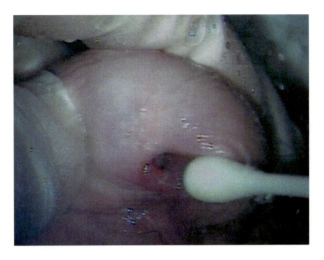

FIGURA 10.6 Verruga normocrômica e acetorreagente em intróito uretral cuja biópsia foi de condiloma acuminado.
Fonte: Acervo do Laboratório SalomãoZoppi-DASA.

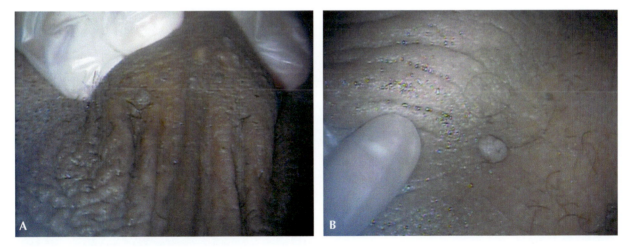

FIGURA 10.7 (**A**) lesões de aspecto verrucoso normocrômicas e sem acetorreação em base peniana e em bolsa escrotal (**B**) cujo hispopatológico foi de papiloma escamoso.
Fonte: Acervo do Laboratório SalomãoZoppi-DASA.

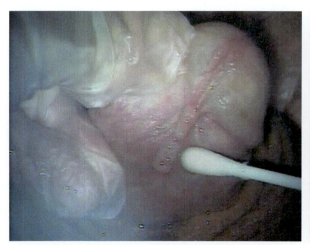

FIGURA 10.8 Lesão verrucosa normocrômica em freio cujo histopatológico foi de papiloma escamoso.
Fonte: Acervo do Laboratório SalomãoZoppi-DASA.

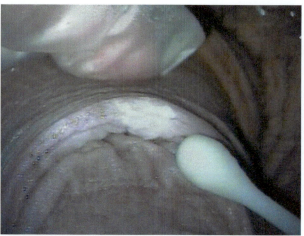

FIGURA 10.9 Lesão leucoplásica e acetorreagente em mucosa peniana, cujo histopatológico derivou papiloma escamoso.
Fonte: Acervo do Laboratório SalomãoZoppi-DASA.

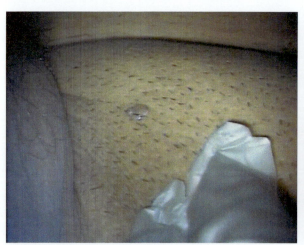

FIGURA 10.10 Papiloma escamoso caracterizado por formação verrucosa hipercrômica sem acetorreação em região pubiana.
Fonte: Acervo do Laboratório SalomãoZoppi-DASA.

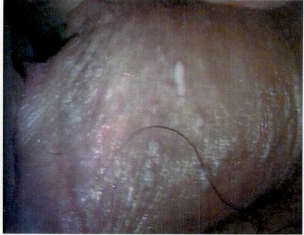

FIGURA 10.11 Pápulas com acetorreação em mucosa peniana cujo histopatológico foi de papiloma escamoso.
Fonte: Acervo do Laboratório SalomãoZoppi-DASA.

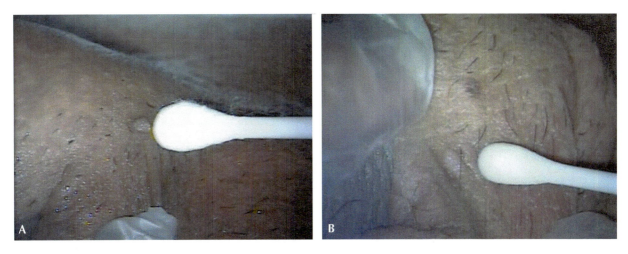

FIGURA 10.12 (**A** e **B**) Verrugas normocrômicas sem acetorreação ambas em base de penis cujo histopatológico veio de papiloma escamoso.
Fonte: Acervo do Laboratório SalomãoZoppi-DASA.

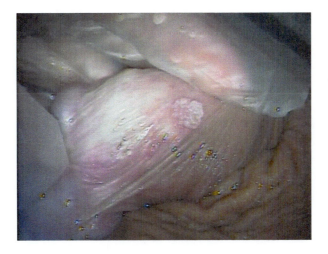

FIGURA 10.13 Lesão de baixo grau (PIN 1) caracterizada por verruga normocrômica e acetorreagente em mucosa.
Fonte: Acervo do Laboratório SalomãoZoppi-DASA.

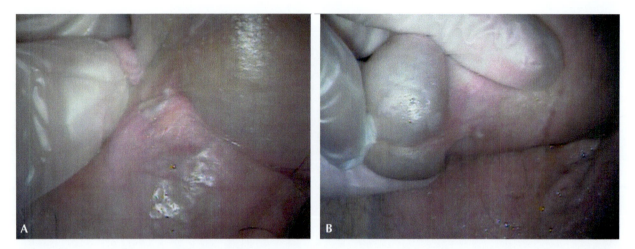

FIGURA 10.14 (**A** e **B**) Dois exemplos de lesão intraepitelial (PIN 1) de baixo grau em freio e glande caracterizados por epitélio acetobranco tênue.
Fonte: Acervo do Laboratório SalomãoZoppi-DASA.

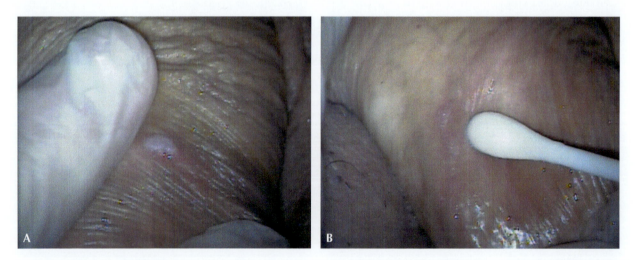

FIGURA 10.15 (**A** e **B**) lesões de baixo grau (PIN 1) em mucosa peniana caracterizadas por formações verrucosas normocrômicas e acetorreagentes.
Fonte: Acervo do Laboratório SalomãoZoppi-DASA.

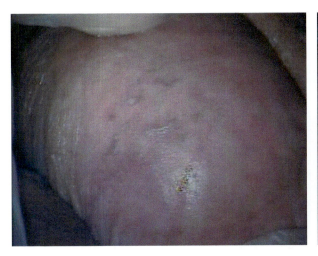

FIGURA 10.16 Lesão de baixo grau (PIN 1) caracterizada por área de hipercromia, plana com área acetobranca em mucosa peniana.
Fonte: Acervo do Laboratório SalomãoZoppi-DASA.

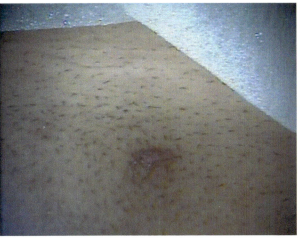

FIGURA 10.17 Lesão de baixo grau (PIN 1) em púbis caracterizada por formação verrucosa hipercrômica sem acetorreação.
Fonte: Acervo do Laboratório SalomãoZoppi-DASA.

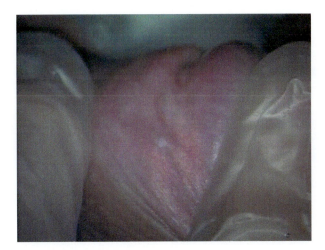

FIGURA 10.18 Área de acetorreação tênue, plana em mucosa cujo histopatológico foi de lesão de baixo grau (PIN 1).
Fonte: Acervo do Laboratório SalomãoZoppi-DASA.

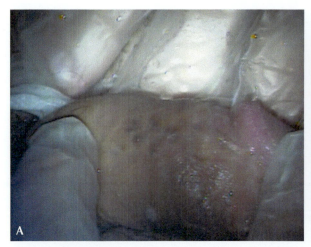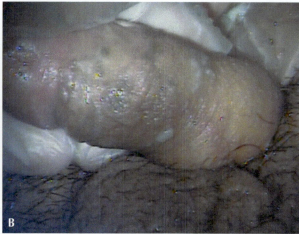

FIGURA 10.19 (**A** e **B**) Paciente com formações sobrelevadas, hipercrômicas, acetorreagente, cujo histopatológico foi de lesão de alto grau.
Fonte: Acervo do Laboratório SalomãoZoppi-DASA.

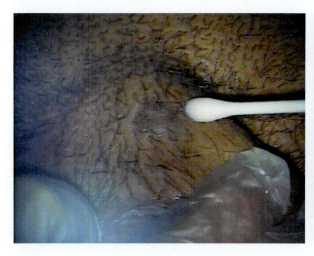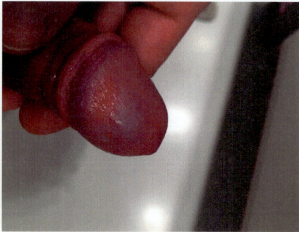

FIGURA 10.20 Outro caso de lesão de alto grau caracterizado por formação verrucosa hipercrômica com discreta acetorreação em base peniana.
Fonte: Acervo do LaboratórioSalomãoZoppi-DASA.

FIGURA 10.21 Área de mácula eritematosa em glande cujo histopatológico foi de PIN de alto grau.
Fonte: Acervo do Dr. Jonh Verrinder Veasey.

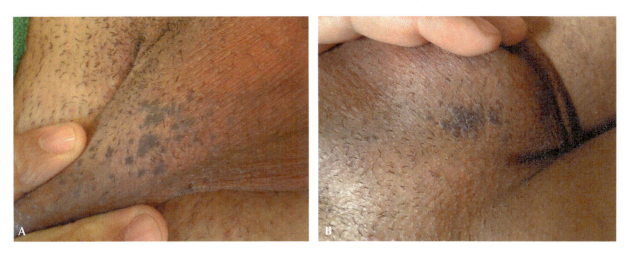

FIGURA 10.22 Dois outros exemplos de PIN de alto grau caracterizadas por placas hipercrômicas em corpo de pênis em (**A**) e em bolsa escrotal em (**B**).
Fonte: Acervo do Dr. Jonh Verrinder Veasey.

Outras lesões infecciosas

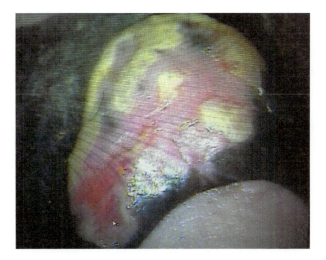

FIGURA 10.23 Úlcera associada a hiperemia e com áreas de fibrina em corpo peniano cujo histopatológico foi de dermatite herpética ulcerada.
Fonte: Acervo do Laboratório SalomãoZoppi-DASA.

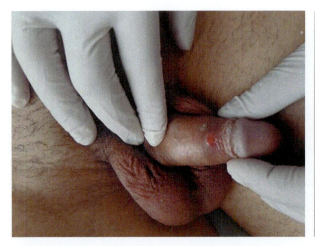

FIGURA 10.24 Úlcera com bordos sobrelevados, fundo limpo caracterizando o cancro duro em paciente com sífilis primária.
Fonte: Acervo da Dra. Ariane de Castro Coelho.

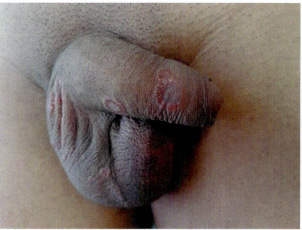

FIGURA 10.25 Lesão genital por sífilis secundária caracterizada por placas bem delimitadas eritematosas e discreta descamação em pênis e bolsa escrotal.
Fonte: Acervo da Dra. Ariane de Castro Coelho.

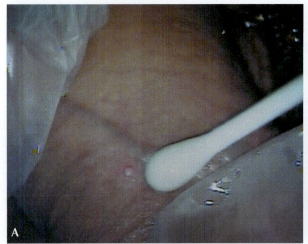
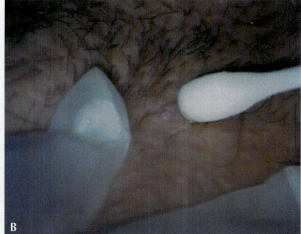

FIGURA 10.26 (**A** e **B**) Infecção pelo *Molluscum contagiosum*. Dois exemplos de lesão em corpo peniano; nota-se pápula normocrômica e discretamente acetorreagente.
Fonte: Acervo do Laboratório SalomãoZoppi-DASA.

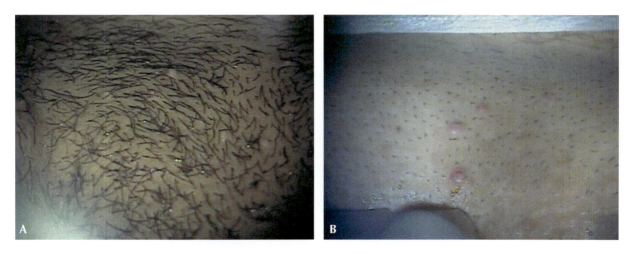

FIGURAS 10.27 (**A**) Dois casos de múltiplas lesões papulares, normocrômicas em púbis de *Molluscum contagiosum*; em (**B**) destaca-se a umbilicação central.
Fonte: Acervo do Laboratório SalomãoZoppi-DASA.

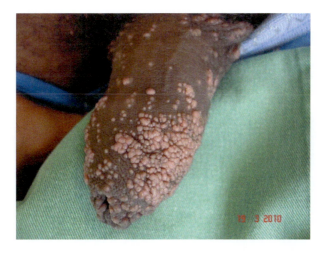

FIGURA 10.28 Multiplas lesões papulares eritematosas em corpo peniano cujo histopatológico foi de *Molluscum contagiosum*.
Fonte: Acervo do Dr. Jonh Verrinde Veasey.

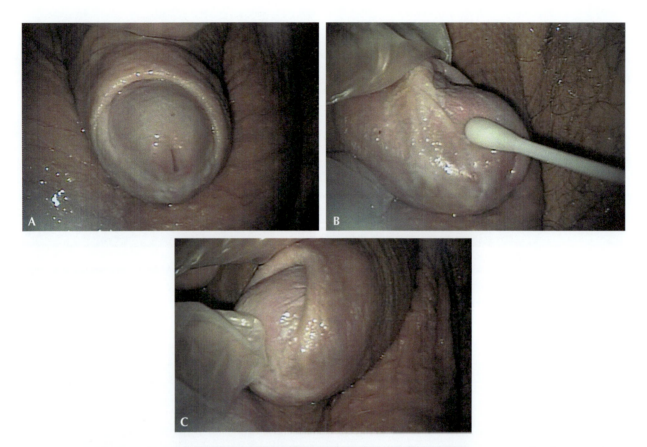

FIGURAS 10.29 A, B e C Paciente com sinéquia de mucosa, apagamento do freio e prepúcio, associado a hipocromia e espessamento epitelial. o resultado anatomopatológico evidenciou líquen escleroso.
Fonte: Acervo do Laboratório SalomãoZoppi-DASA.

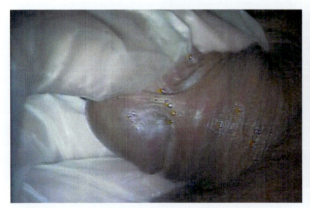

FIGURA 10.30 Outro caso de líquen escleroso caracterizado por área bem delimitada de hipocromia associado a espessamento epitelial e discreta acetorreação em glande.
Fonte: Acervo do Laboratório SalomãoZoppi-DASA.

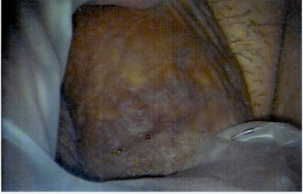

FIGURA 10.31 Paciente com placas de discreto relevo, com descamação, ora normocrômicas, ora hipercrômicas, representando psoríase peniana.
Fonte: Acervo do Laboratório SalomãoZoppi-DASA.

CAPÍTULO 10   Peniscopia   145

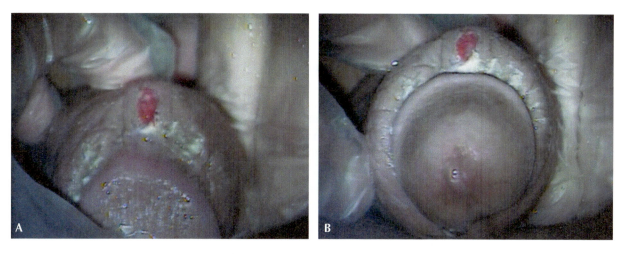

FIGURA 10.32 A e B Paciente com áreas de hiperemia, edema, área ulcerada com saída de secreção purulenta.
Fonte: Acervo do Laboratório SalomãoZoppi-DASA.

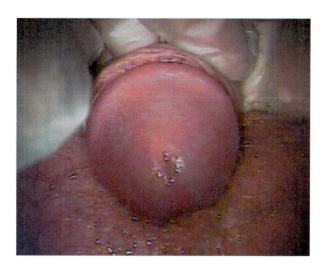

FIGURA 10.33 Paciente com hiperemia e acetorreação de glande e mucosa representando quadro de balanopostite.
Fonte: Acervo do Laboratório SalomãoZoppi-DASA.

Referências bibliográficas

Chaves JHB, Vieira TKB, Santos J et al. Peniscopia no rastreio das lesões induzidas pelo papilomavírus humano. Rev Bras Clin Med. São Paulo. 2011; 9(1):30-5.

Figliuolo G. Estudo clínico-laboratorial pela infecção pelo papilomavirus em homens HIV+/AIDS atendidos na Fundação de Medicina Tropical Dr. Heitor – Técnica Vieira Dourado. Dissertação de mestrado. Programa de Pós-Graduação em Medicina Tropical da Universidade do Estado do Amazonas em convênio com a Fundação de Medicina Tropical Dr. Heitor Vieira Dourado. Manaus. 2011.

Hippeläinen M, Yliskoski M, Saarikoski S et al. Genital human papillomavirus lesions of the male sexual partners: the diagnostic accuracy of peniscopy. Genitourin Med. 1991 Aug; 67(4):291-6.

Koronel R, Stefanon B, Pilotti S et al. Genital human papillomavirus infection in males. A clinic-pathologic study. Tumori. 1991; 77:76-82.

Nicolau SM, Lima GR. O homem e a infecção por papilomavírus. J.Bras. Doenças Sex.Transm. 1994; 6(2):32-36.

Silva RJC. Prevalência da infecção pelo papilomavirus humano (HPV) em homens soropositivos para HIV e homens parceiros de mulheres com infecção do HPV. Dissertação de mestrado. Faculdade de Medicina da Universidade de São Paulo. São Paulo. 2006.

Wikström A, Hedblad MA, Johansson B et al. The acetic acid test in evaluation of subclinical genital papillomavirus infection: a comparative study on penoscopy, histopathology, virology and scanning electron microscopy findings. Genitourin Med. 1992 Apr; 68(2):90-9.

CAPÍTULO
11

IMAGENS EM ANUSCOPIA

Sidney Roberto Nadal

O colposcópio vem sendo indicado como método de rastreamento e seguimento das lesões anais pelo HPV. No primeiro caso, é utilizado para identificar os locais mais apropriados para biópsias quando a citologia se mostra alterada; no segundo caso, para detecção de doença remanescente – em ambos, para identificar e tratar as lesões precursoras do carcinoma anal. Além das situações citadas, o método também pode ser utilizado no diagnóstico diferencial do prurido anal, sintoma que pode ser provocado pela doença subclínica pelo HPV.

Os artigos em inglês nomeiam o método como *high resolution anuscopy* – anuscopia de alta resolução. Além desse, encontramos as seguintes denominações: anuscopia com exacerbação, anuscopia com colposcópio, colposcopia anal e anuscopia com ácido acético. As citações em eventos científicos nacionais incluem anuscopia ampliada, com magnificação de imagens, de alta resolução e alargada. Todavia, o termo colposcopia anal é o que consta na Tabela de Terminologia Unificada da Saúde Suplementar (TUSS) e sugerimos que deva ser utilizado para o nosso idioma.

O canal anal pode ser dividido em três porções. A primeira, ou proximal, recoberta por mucosa do tipo retal, é chamada zona colorretal; a segunda, formada por vários tipos de tecido, é conhecida como zona anal de transição; e a terceira, zona escamosa, contém epitélio escamoso estratificado. A histologia sugere analogia entre a anatomia normal do canal anal e a da cérvix uterina, apresentando ambas a zona de transição, que parece o sítio ideal para as infecções pelo HPV. Esses dados indicam que a colposcopia anal deve ser realizada, proporcionando avaliação completa do canal anal e a realização de biópsias nas regiões suspeitas. Uma falha do método é a dificuldade em avaliar as lesões em desenvolvimento na profundidade das criptas anais, que se encontram na zona de transição.

A colposcopia anal tem sido realizada empregando o aparelho convencional. Avaliamos o períneo, a pele perianal e o canal anal, utilizando o ácido acético a 3% e complementando com azul de toluidina a 1% na pele, e solução de Schiller no canal anal, quando necessário, nas imagens duvidosas. Praticamos biópsia das lesões encontradas e eletrocauterização sob anestesia local. Nas lesões difusas, optamos pelo esquema de produtos tópicos. Acreditamos que, por meio desse esquema, é possível retardar o aparecimento de doença clínica.

O seguinte método é utilizado: o paciente fica em posição de litotomia. Dessa maneira, dispensamos um auxiliar para afastar as nádegas, principalmente nos mais obesos. Após inspeção inicial, aplica-se solução de ácido acético (2%, 3% ou 5%) na pele perianal. Após 2 a 3 minutos, a região é avaliada com o colposcópio, ou outro método de magnificação, em busca de lesões esbranquiçadas, acetobrancas, que contrastem com o epitélio escamoso adjacente. Sugerimos iniciar a leitura pelo períneo e caminhar pela margem anal no sentido horário até completar a avaliação. A diferenciação com as lesões cicatriciais pode ser feita com solução de azul de toluidina a 1% aplicada com cotonete, que cora as áreas acometidas. Em seguida, o anuscópio é introduzido no canal anal para localização da linha pectínea, em que se coloca gaze embebida em ácido acético (2%, 3% ou 5%) que permanecerá durante 2 minutos. Retirada a gaze, reintroduzimos o anuscópio e o canal anal, a linha pectínea e o reto distal serão examinados com o colposcópio para pesquisa das lesões acetobrancas. Na dúvida quanto à natureza das lesões, utilizamos a solução de Schiller, também chamada de Lugol forte, composta por 5% de iodo, 10% de iodeto de potássio e água destilada. Essa solução reage com o glicogênio das células epiteliais, corando-as em marrom. As células acometidas pelo HPV recebem a coloração mostarda, ou não se coram.

Classificamos os exames como negativos na ausência de lesões, e positivos ao identificar áreas acetobrancas na margem e/ou canal anal. Essas alterações podem ser espiculadas (Figura 11.1), pontilhadas (Figura 11.2), em mosaico (Figura 11.3) e apresentar hipervascularização (Figura 11.4). Essas últimas geralmente acompanham os casos mais graves. Os achados considerados positivos devem sofrer biópsia para confirmação histológica. A avaliação histopatológica pode se revelar normal, processo inflamatório crônico inespecífico, condilomas acuminados ou displasia de baixo ou alto grau, chamadas neoplasias intraepiteliais.

As indicações do método são: rastreamento do carcinoma anal e suas lesões precursoras quando a citologia anal coletada anteriormente se mostrar alterada; seguimento em pacientes com alterações anorretais pelo HPV tratadas, para detectar lesões subclínicas e evitar recidivas. Sua aplicação para rastreamento de lesões pré-neoplásicas deveria ser restrita aos grupos de risco, entre eles os imunocomprometidos, devido ao custo-benefício.

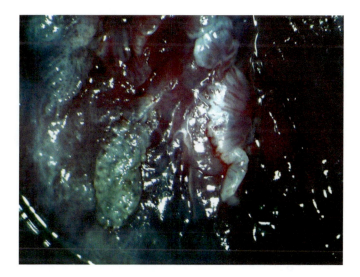

FIGURA 11.1 Exame com alterações espiculadas.

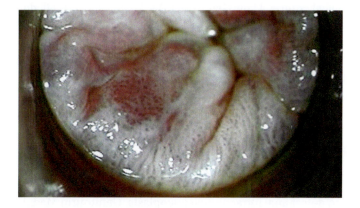

FIGURA 11.2 Exame com alterações pontilhadas.

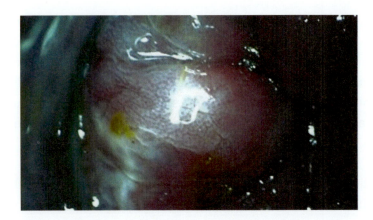

FIGURA 11.3 Exame com alterações em mosaico.

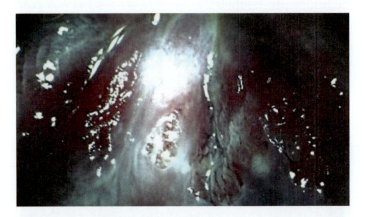

FIGURA 11.4 Exame com alterações hipervasculares.

Referências bibliográficas

Camus M, Lesage AC, Fléjou JF et al. Which lesions should be biopsied during high-resolution anoscopy? Prospective descriptive study of simple morphological criteria. J Low Genit Tract Dis. 2015; 19(2):156-60. doi: 10.1097/LGT.0000000000000064.

Darragh TM, Colgan TJ, Thomas Cox J et al. The Lower Anogenital Squamous Terminology Standardization project for HPV-associated lesions: background and consensus recommendations from the College of American Pathologists and the American Society for Colposcopy and Cervical Pathology. Int J Gynecol Pathol. 2013; 32(1):76-115. doi: 10.1097/PGP.0b013e31826916c7.

de Ruiter A, Carter P, Katz DR et al. A comparison between cytology and histology to detect anal intraepithelial neoplasia. Genitourin Med. 1994; 70:22-5.

Jay N, Berry JM, Hogeboom CJ et al. Colposcopic appearance of anal squamous intraepithelial lesions: relationship to histopathology. Dis Colon Rectum. 1997; 40:919-28.

Jorge JM, Wexner SD. Anatomy and physiology of the rectum and anus. Eur J Surg. 1997; 163(10):723-31.

Magi JC, Magi DAS, Reche LMC et al. Anuscopia com exacerbação para diagnóstico de papilomavírus humano ano-retal na forma subclínica. Rev bras Coloproct. 2002; 22:178-183.

Magi JC, Rodrigues MRS, Guerra GMLSR et al. O papilomavirus humano (HPV) na forma subclínica como diagnóstico diferencial da etiologia do prurido anal. Rev bras Coloproct. 2003; 23:273-7.

Nadal SR, Manzione CR. Uso do colposcópio para avaliar a região perianal e o canal anal. Padronização técnica e indicações. Rev bras Coloproct. 2004; 24(4):379-81.

Palefsky JM, Holly EA, Hogeboom CJ et al. Anal cytology as a screening tool for anal squamous intraepithelial lesions. J Acquir Immune Defic Syndr Hum Retrovirol. 1997; 14:415-22.

Richel O, Hallensleben ND, Kreuter A et al. High-resolution anoscopy: clinical features of anal intraepithelial neoplasia in HIV-positive men. Dis Colon Rectum. 2013; 56(11):1237-42. doi: 10.1097/DCR.0b013e3182a53568.

Sehnal B, Dusek L, Cibula D et al. The relationship between the cervical and anal HPV infection in women with cervical intraepithelial neoplasia. J Clin Virol. 2014; 59(1):18-23.

CAPÍTULO 12

SISTEMA DE BETHESDA PARA TESTES DE PAPANICOLAOU (2014) E NOMENCLATURAS HISTOPATOLÓGICAS

Gustavo Rubino de Azevedo Focchi

Tipo de espécime

- Esfregaço convencional

- Citologia em meio líquido

- Outros

Adequação da amostra

- **Satisfatório para avaliação** (descrever presença ou ausência de componentes endocervicais/zona de transformação (ZT) e quaisquer outros indicadores de qualidade (p. ex., parcialmente obscurecido por sangue, neutrófilos etc.)

- **Insatisfatório para avaliação** (especificar o motivo): espécime rejeitado/não processado (especificar o motivo); amostra processada e examinada, mas insatisfatória para avaliação de anormalidade epitelial por causa de (especificar o motivo)

Categoria geral (opcional)

- **Negativo para lesão intraepitelial ou malignidade**

- **Outras**: ver interpretação/resultado (p. ex., células endometriais em uma mulher de 45 anos de idade ou mais)

- **Células epiteliais anormais**: ver interpretação/resultado (especificar "escamoso" ou "glandular", conforme o caso)

Interpretação/Resultado

Negativo para lesão intraepitelial ou malignidade (quando não há evidência celular de neoplasia, indicá-lo na Categoria Geral acima e/ou na seção de Interpretação/Resultado do relatório ou se não existem organismos ou outros achados não neoplásicos)

Achados não neoplásicos

- Alterações celulares não neoplásicas

    - Alterações queratóticas

    - Alterações associadas à gravidez

    - Metaplasia tubária

    - Atrofia

- Alterações celulares reativas associadas com:

    - Inflamação (inclui reparo típico)

    - Cervicite linfocítica (folicular)

    - Irradiação

    - Dispositivo intrauterino (DIU)

- Células glandulares *status* pós-histerectomia

Organismos

- *Trichomonas vaginalis*

- Organismos fúngicos morfologicamente consistentes com *Candida spp.*

- Desvio de flora sugestivo de vaginose bacteriana

- Bactérias morfologicamente consistentes com *Actinomyces spp.*

- Alterações celulares consistentes com herpes-vírus simples

- Alterações celulares consistentes com citomegalovírus

Outros

- Células endometriais (em uma mulher de 45 anos de idade ou mais) (especificar também se "negativo para lesão intraepitelial escamosa")

Células epiteliais anormais

Células escamosas

- Atípicas de significado indeterminado (ASC-US)

- Atípicas, não podendo excluir HSIL (ASC-H)

- Lesão intraepitelial escamosa de baixo grau (LSIL) (englobando: efeito citopático de HPV, displasia leve; IN-1)

- Lesão intraepitelial escamosa de alto grau (HSIL) (englobando: displasia moderada, severa, CIS; IN-2 e IN-3)

- HSIL com características suspeitas de invasão (se houver suspeita de invasão)

- Carcinoma de células escamosas invasivo

Células glandulares

- Células endocervicais atípicas (SOE ou especificar nos comentários)

- Células endometriais atípicas (SOE ou especificar nos comentários)

- Células glandulares atípicas (SOE ou especificar nos comentários)

- Células endocervicais atípicas, favorecendo neoplasia

- Células glandulares atípicas, favorecendo neoplasia

- Adenocarcinoma endocervical *in situ*

- Adenocarcinoma invasivo

- Endocervical

ATLAS DE COLPOSCOPIA

- Endometrial

- Extrauterino

- Não especificado (SOE)

Outras neoplasias malignas (especificar)

Teste adjuvante

Forneça uma breve descrição do método de teste(s) e um relatório do resultado para que facilmente seja entendido pelo clínico.

- **Interpretação da citologia cervical assistida por computador** Caso examinado por um dispositivo automatizado, especificar o dispositivo e o resultado.

- **Notas e comentários educacionais sugeridos no relatório citológico** (opcionais)

Devem ser concisas e coerentes com as diretrizes de seguimento clínico publicadas pelas sociedades médicas (podem ser incluídas referências de publicações relevantes).

Classificação/nomenclaturas histopatológicas das lesões pré-invasivas escamosas cervicais

OMS/RICHART 1	RICHART 2	LAST
NIC 1	NIC-BG	LSIL
NIC 2	NIC-AG	NIC 2*
NIC 3	NIC-AG	HSIL

* Realizar teste imuno-histoquímico para P16: se positivo, favorece HSIL; se negativo, favorece LSIL.

OMS, Organização Mundial da Saúde; RICHART 1, 1ª Classificação de RICHART (1967); RICHART 2 = 2ª Classificação de RICHART (1990); LAST, *Lower Anogenital Squamous Terminology* (2012); NIC 1, neoplasia intraepitelial cervical grau 1; NIC 2, neoplasia intraepitelial cervical grau 2; NIC 3, neoplasia intraepitelial cervical grau 3; NIC-BG, neoplasia intraepitelial cervical de baixo grau; NIC-AG, neoplasia intraepitelial cervical de alto grau; LSIL, lesão intraepitelial escamosa de baixo grau; HSIL, lesão intraepitelial escamosa de alto grau.

CAPÍTULO 13

APÊNDICE

Neila Maria de Góis Speck

Colaboradoras do capítulo com sessão de imagens
Julisa Chamorro Lascasas Ribalta
Maria dos Anjos Neves Chaves

TERMINOLOGIA COLPOSCÓPICA DA IFCPC

A-1 AVALIAÇÃO GERAL

A-1.1 Colposcopia adequada: colo visível

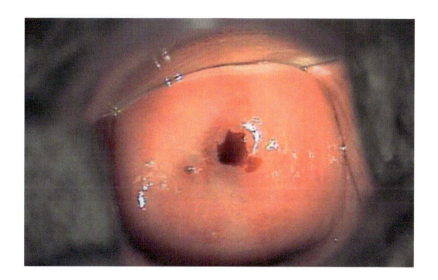

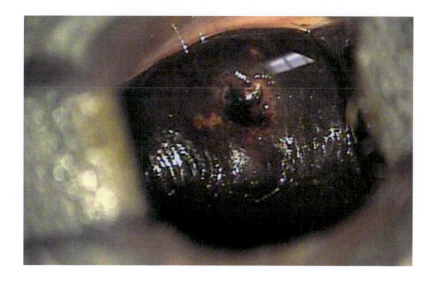

A-1.2 Colposcopia inadequada

A-1.2.1 *Por inflamação acentuada*

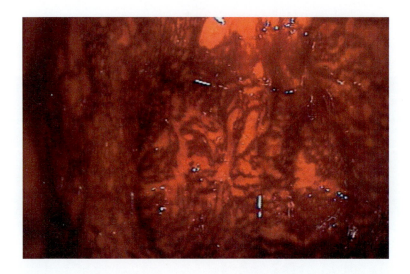

A-1.2.2 *Por atrofia acentuada*

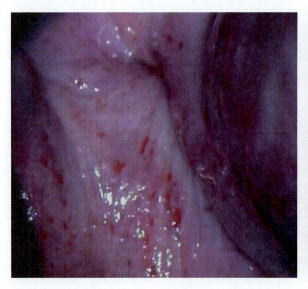
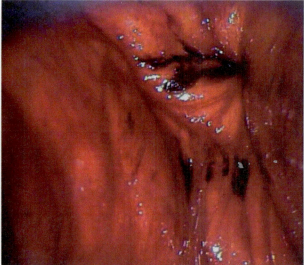

A-1.2.3 *Colo não visível por anel estenótico do terço superior de vagina*

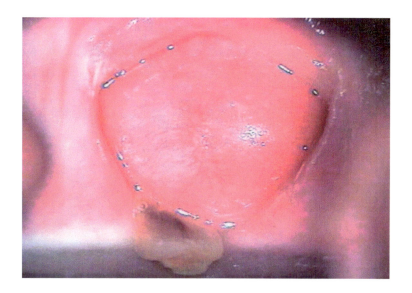

A-1.3 Visibilidade da JEC

A-1.3.1 *Totalmente visível*

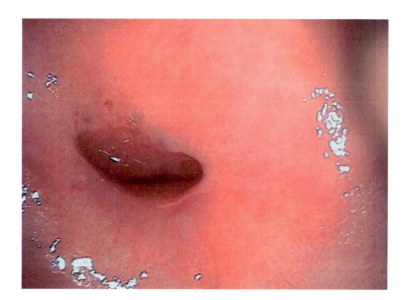

A-1.3.2 *Parcialmente visível*

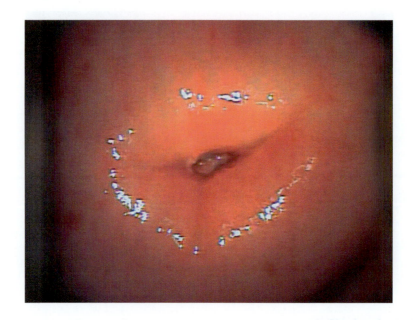

A-1.3.3 *Não visível*

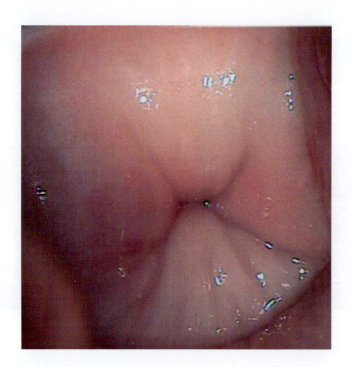

A-1.4 Zona de transformação

A-1.4.1 *Tipo 1 – Totalmente ectocervical, com orifícios glandulares ao redor do epitélio colunar exposto (ectopia)*

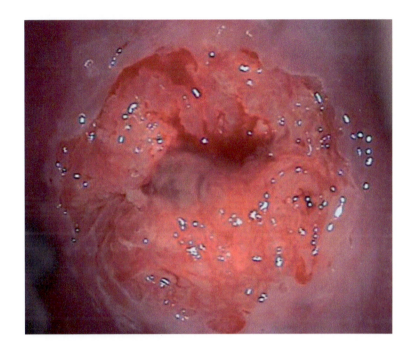

A-1.4.2 *Tipo 2 – Orifícios glandulares e achados anormais com epitélio acetobranco tênue e mosaico regular adentrando o canal com limite visível*

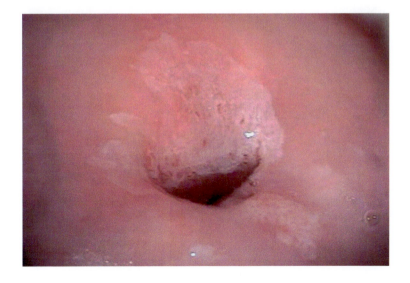

ZT tipo 2.

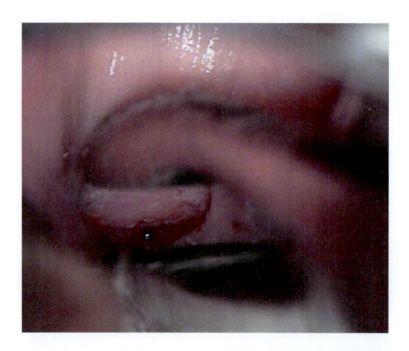

A-1.4.3 *Tipo 3 – Epitélio acetobranco denso adentrando o canal e limite cranial não visível*

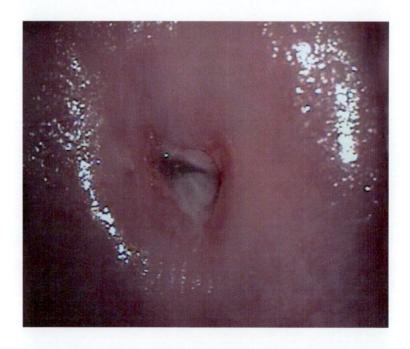

A-2 ACHADOS COLPOSCÓPICOS NORMAIS

A-2.1 Epitélio escamoso

A-2.1.1 *Maduro*

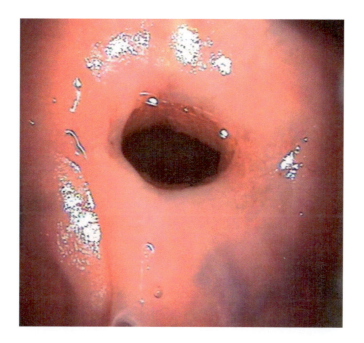

A-2.1.2 *Atrófico*

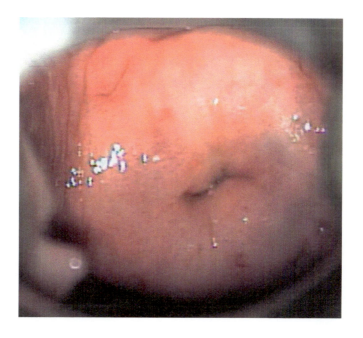

A-2.2 Epitélio colunar – ectopia

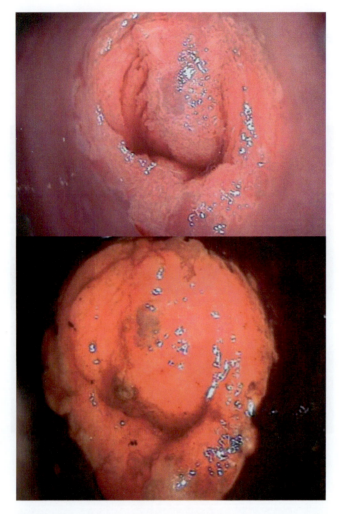

As imagens mostram ectopia do epitélio colunar, observa-se a não coloração pelo teste do iodo no epitélio colunar, pois o mesmo é desprovido de glicogênio.

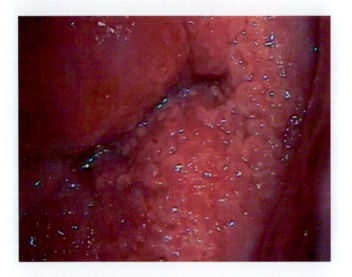

A-2.3 Epitélio metaplásico

A-2.3.1 *Orifícios glandulares*

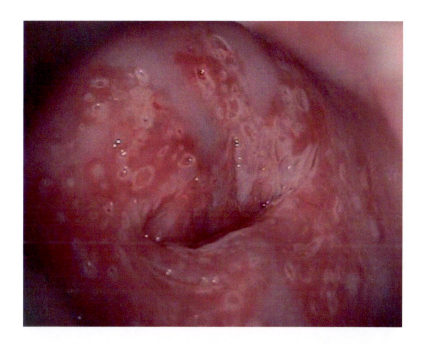

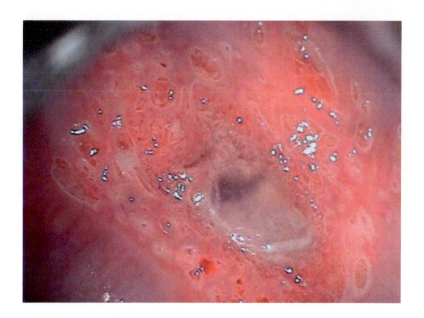

A-2.3.2 *Cistos de Naboth*

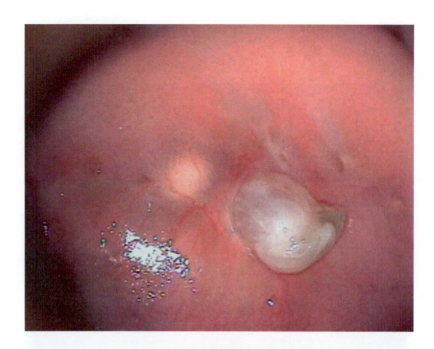

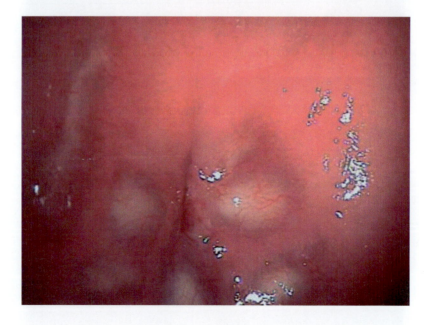

A-2.4 Deciduose da gravidez

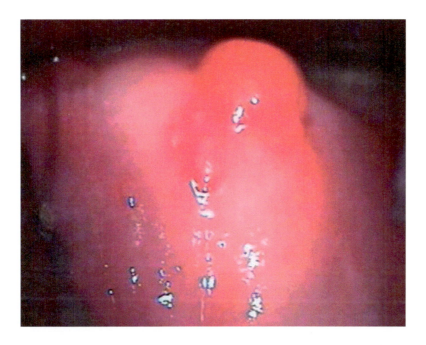

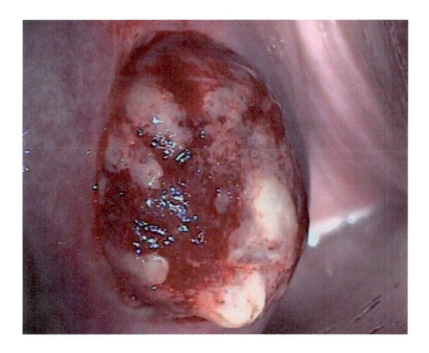

A-3 ACHADOS COLPOSCÓPICOS ANORMAIS

A-3.1 Avaliação geral

- **LOCALIZAÇÃO DA LESÃO**

A-3.1.1 Lesão dentro da zona de transformação

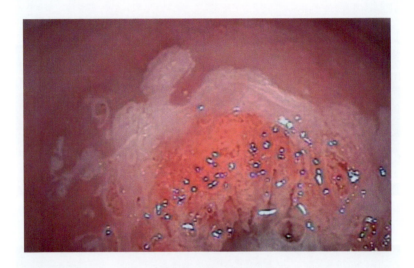

A-3.1.2 Lesão fora da zona de transformação

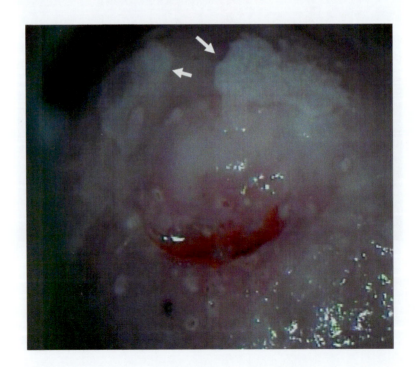

- **TAMANHO DA LESÃO**

A-3-1-3 *Lesão ocupando toda a superfície ectocervical, envolvendo os 4 quadrantes do colo uterino*

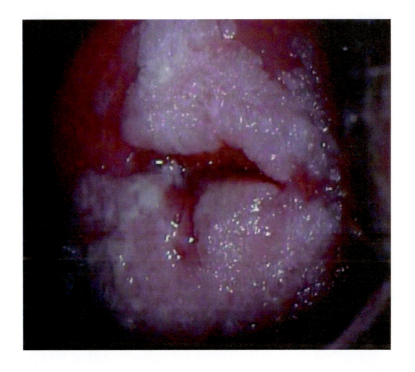

A-3.2 Achado colposcópico grau 1

A-3.2.1 *Epitélio acetobranco tênue*

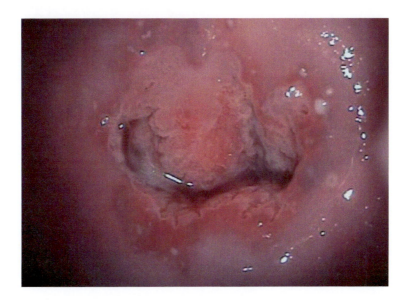

A-3.2.2 Mosaico fino

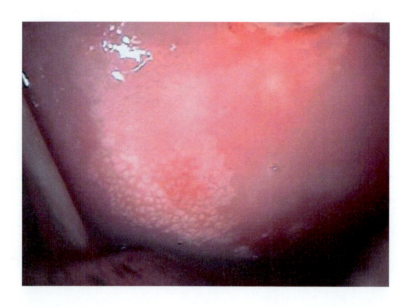

A-3.2.3 Pontilhado fino

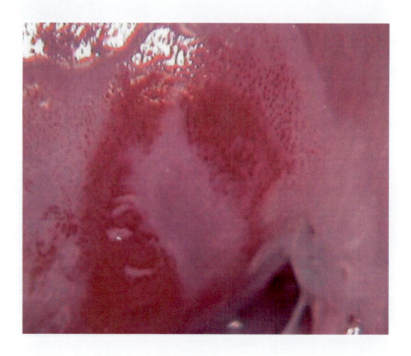

A-3.3 Achados colposcópicos grau 2

A-3.3.1 Epitélio acetobranco denso

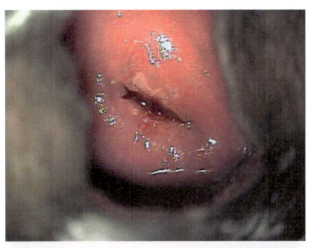

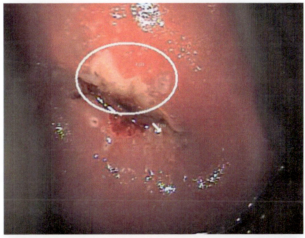

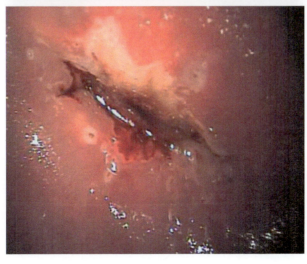

178 ATLAS DE COLPOSCOPIA

A-3.3.2 *Orifícios glandulares espessados (associado a epitélio acetobranco denso)*

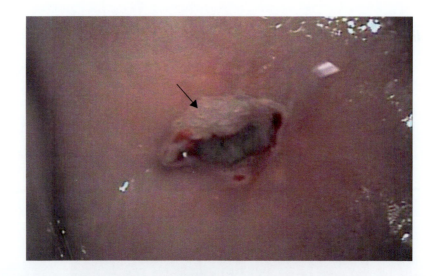

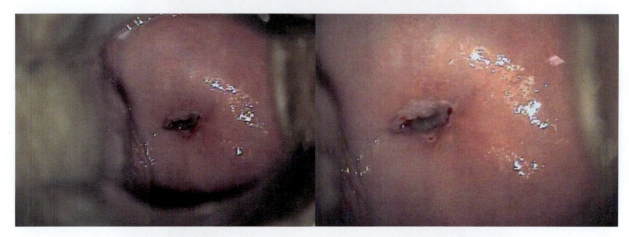

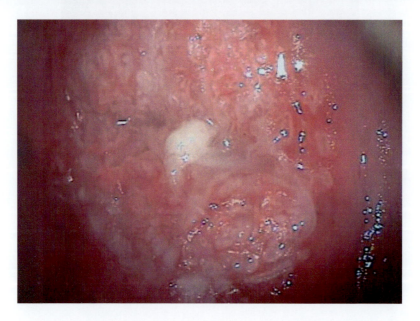

A-3.3.3 *Mosaico grosseiro (associado a pontilhado)*

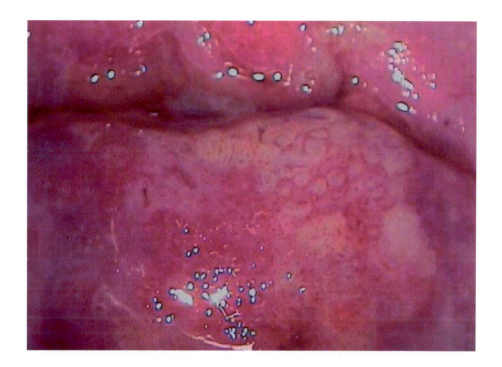

A-3.3.4 *Mosaico grosseiro (associado a orifícios espessados)*

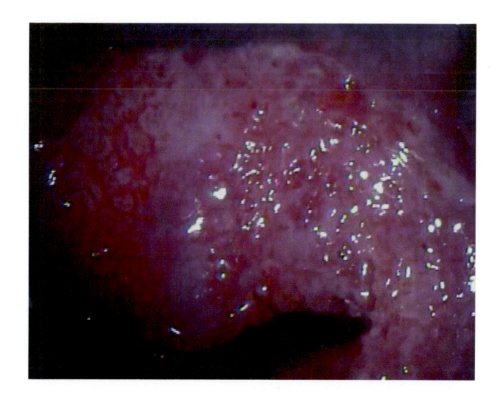

A-3.3.5 *Pontilhado grosseiro (associado a queratose)*

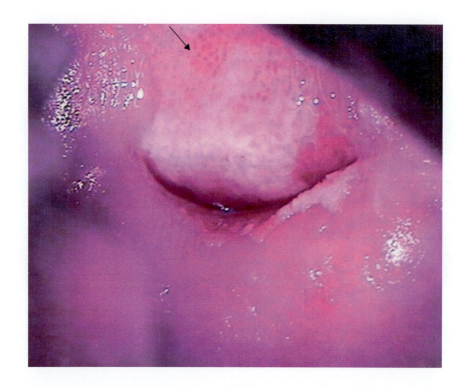

A-3.3.6 *Sinal da margem interna*

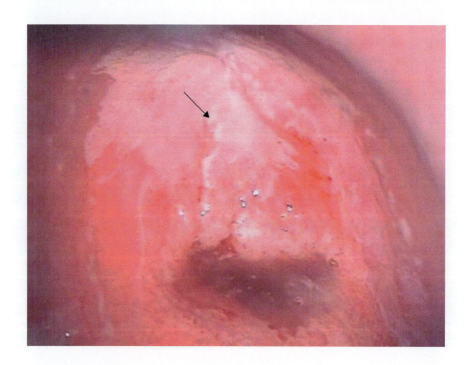

A-3.3.7 *Sinal da crista*

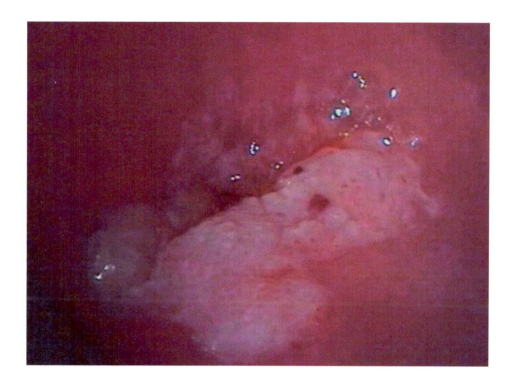

A-3.4 Achados colposcópicos não específicos

A-3.4.1 *Queratose*

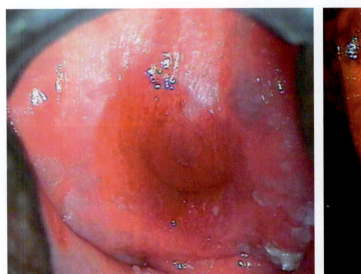

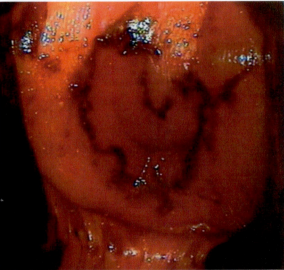

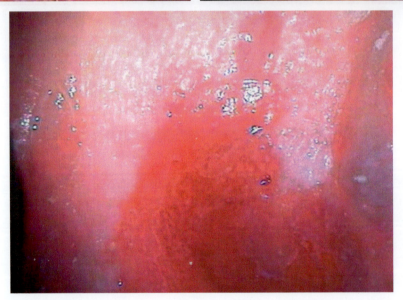

A-3.4.2 Erosão

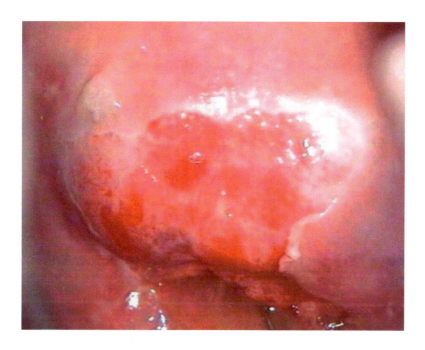

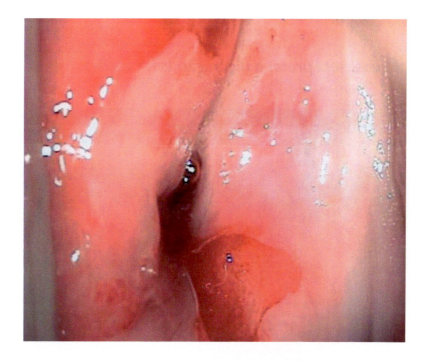

A-3.4.3 *Captação do lugol negativa*

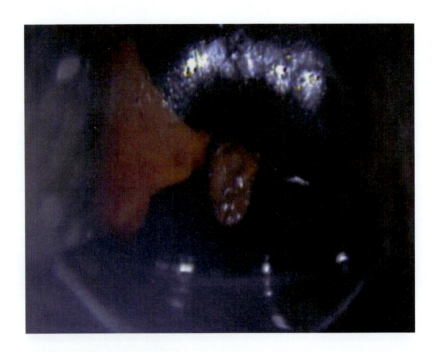

A-4 SUSPEITA DE INVASÃO

A-4.1 Vasos atípicos (*seta preta*) e ulceração (*seta verde*)

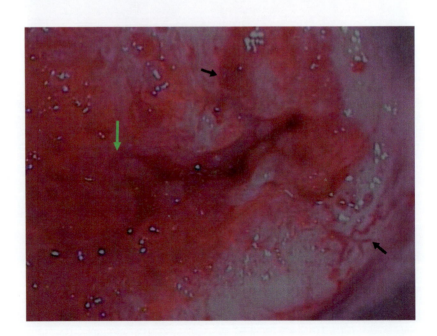

A-4.2 Tumor em lábio posterior do colo com extensão para fórnice posterior

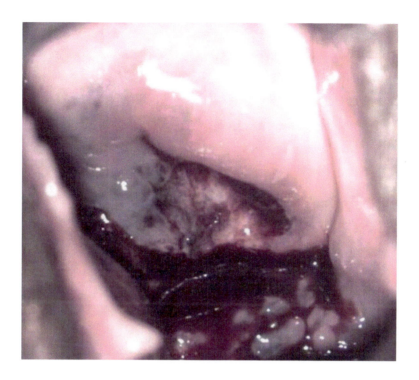

A-4.3 Atipia vascular

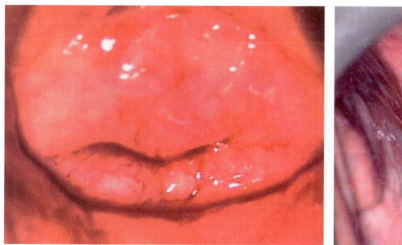
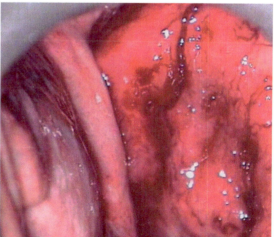

A-4.4 Ulceração, tumor, necrose, atipia vascular

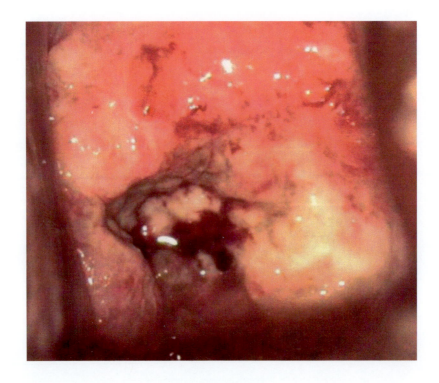

A-4.5 Tumor

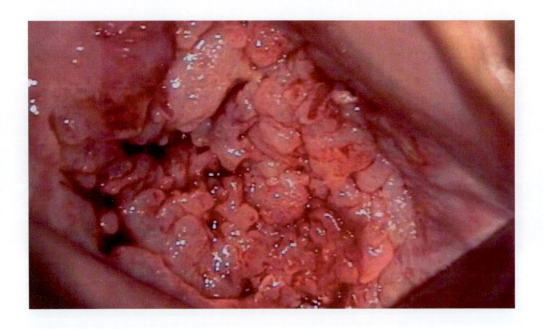

A-5 MISCELÂNEA

A-5.1 Zona de transformação congênita

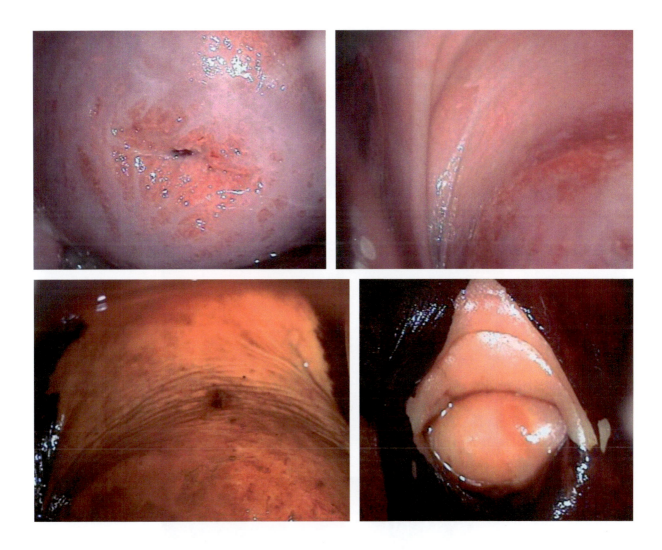

A-5.2 Condiloma

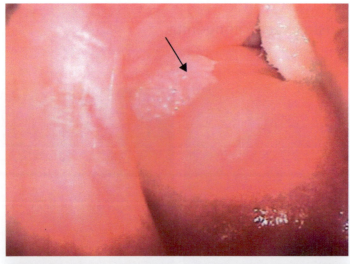

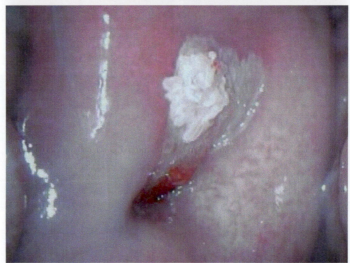

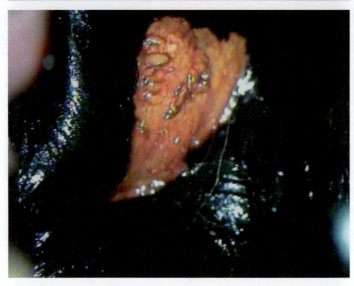

A-5.3 Pólipo

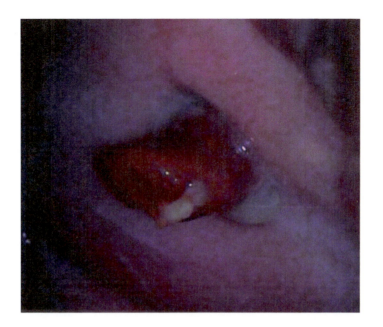

A-5.4 Inflamação (colpite difusa e focal)

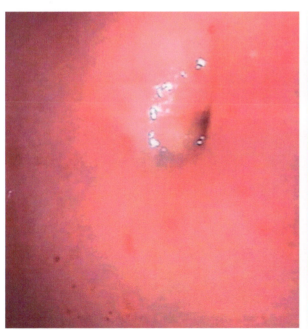
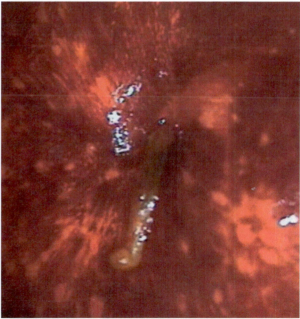

A-5.5 Estenose (orifício uterino estreito pós-cautério)

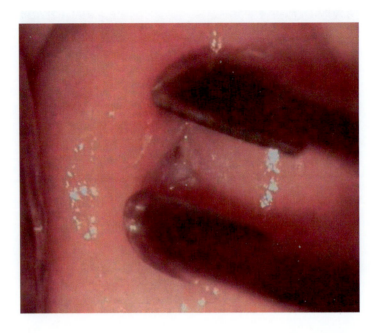

A-5.6 Anomalia congênita

A-5.6.1 *Dois colos*

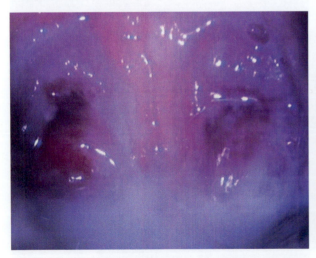
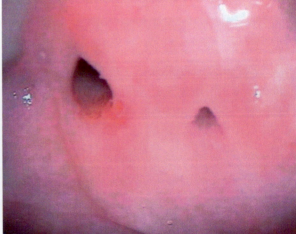

A-5.6.2 *Adenose*

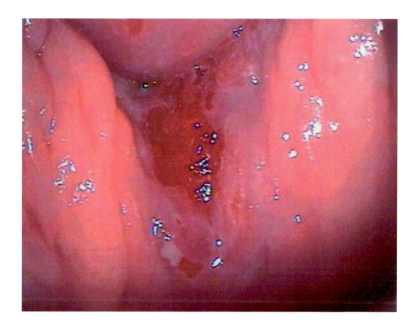

A-5.7 Sequela pós-tratamento

- **PROLAPSO DE ENDOCÉRVICE, COM ANEL FIBRÓTICO NO ORIFÍCIO UTERINO**

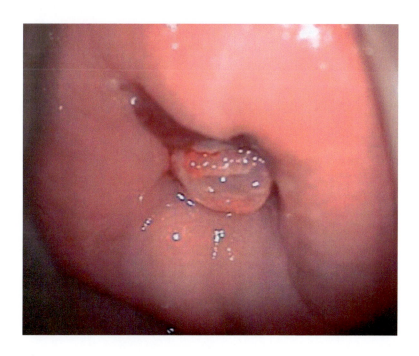

A-5.8 Endometriose

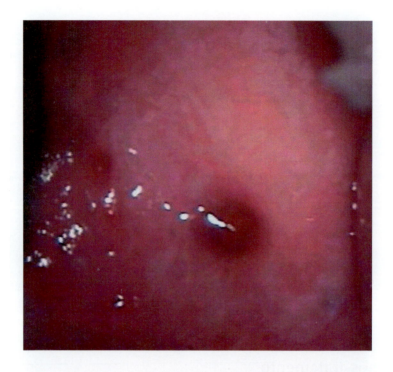

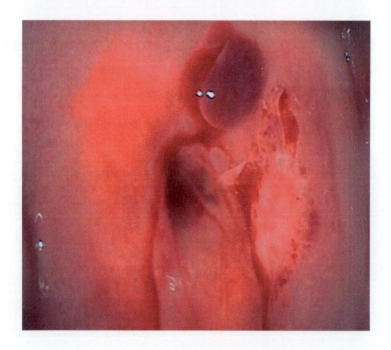

TERMINOLOGIA COLPOSCÓPICA DA VAGINA

A-1 ACHADOS COLPOSCÓPICOS NORMAIS

A-1.1 Epitélio escamoso original

A-1.1.1 *Maduro*

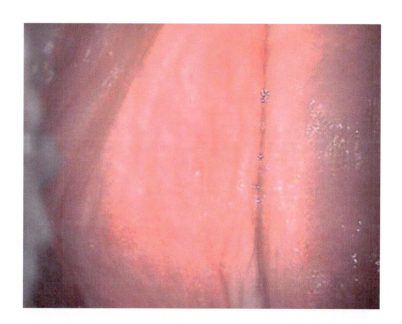

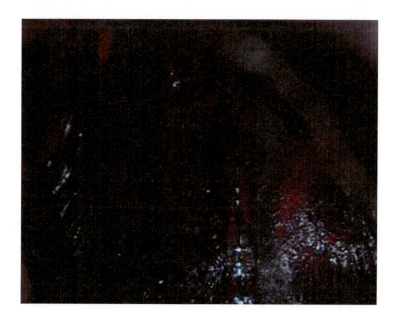

A-1.1.2 *Atrófico (petéquias traumáticas decorrentes do exame sobre epitélio fino)*

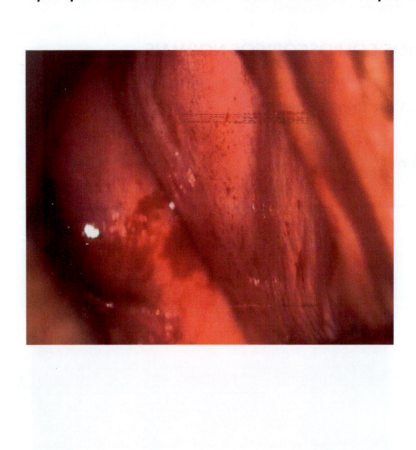

A-2 ACHADO COLPOSCÓPICO ANORMAL

A-2.1 Achado grau I (menor)

A-2.1.1 *Epitélio acetobranco tênue e sua correspondência com o lugol*

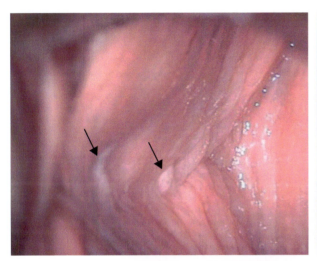
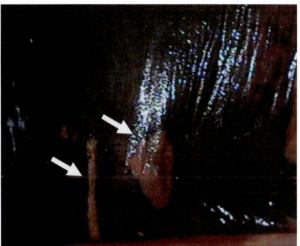
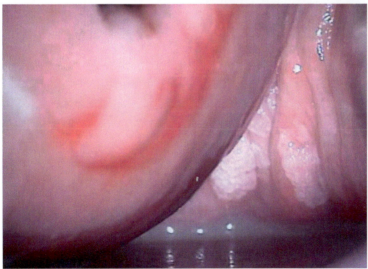

A-2.2 Achado grau II (maior)

A-2.2.1 *Epitélio acetobranco denso*

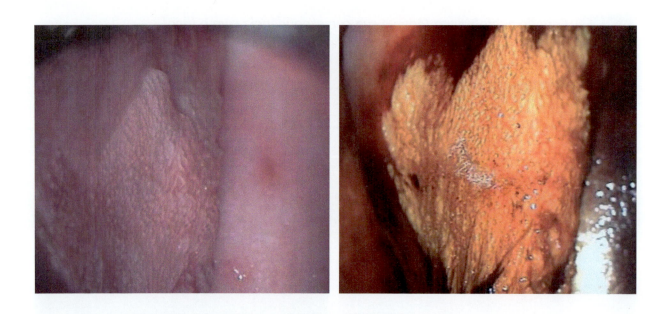

A-2.2.2 *Mosaico e pontilhado grosseiro*

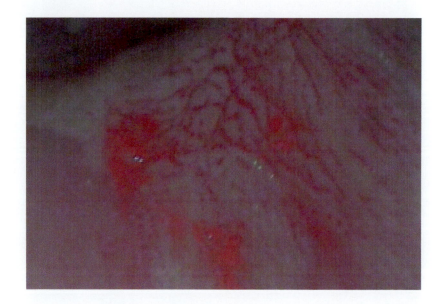

A-2.3 Suspeita de invasão

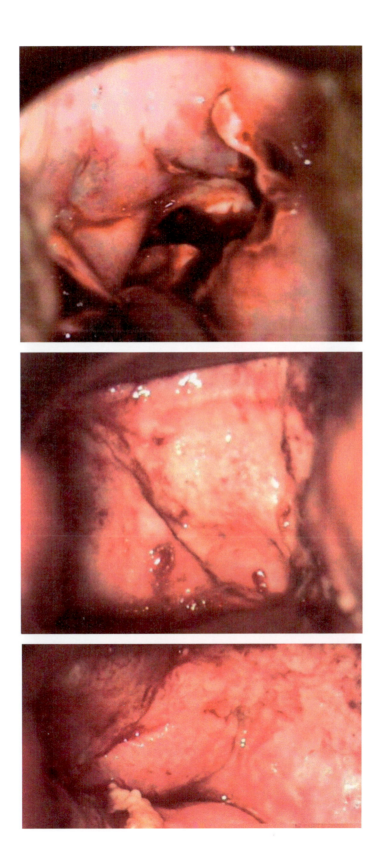

A-2.4 Não específico

A-2.4.1 *Captação do lugol negativa*

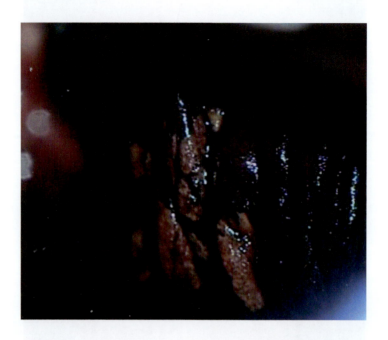

A-3 MISCELÂNEA

A-3.1 Erosão

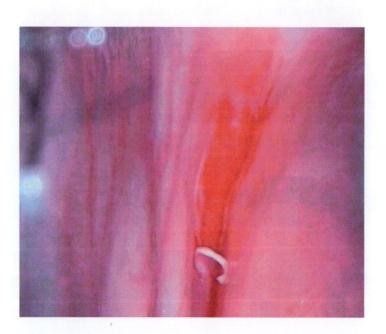

A-3.2 Condiloma

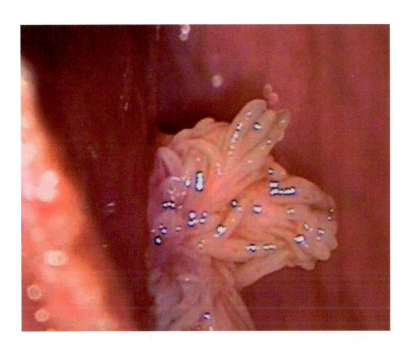

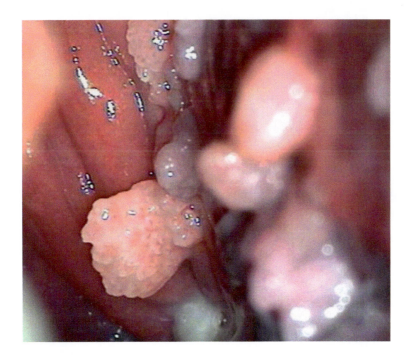

A-3.3 Pólipo de vagina

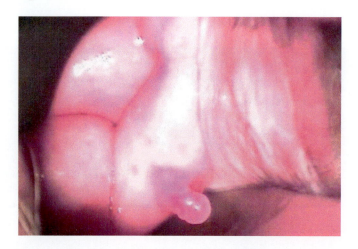

A-3.4 Cisto

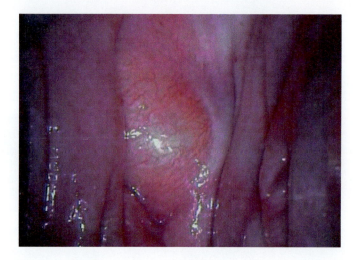

A-3.5 Endometriose de fundo de saco posterior

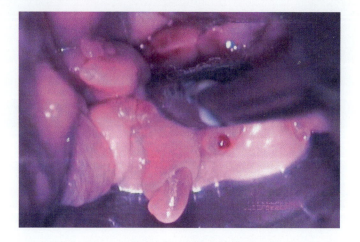

A-3.6 Inflamação

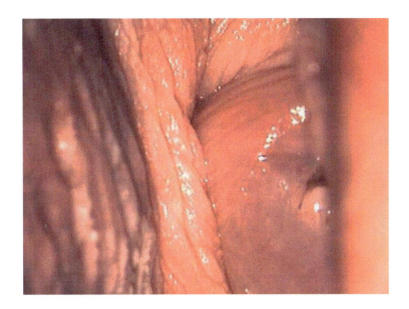

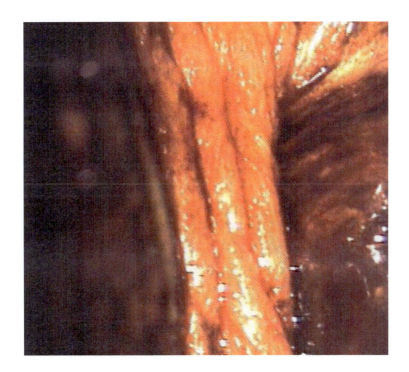

A-3.7 Zona de transformação congênita

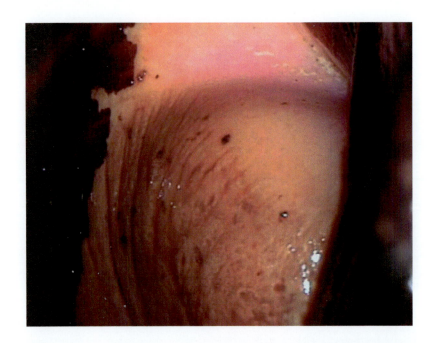

DESCRIÇÕES COLPOSCÓPICAS E CASOS CLÍNICOS

CASO 1 Colo com JEC completamente visualizada, ectopia papilar, achados normais com orifícios glandulares (*seta preta*), achado anormal com epitélio acetobranco tênue margeando a JEC de 12-1h (*seta verde*) (ZT tipo 1), e ao teste do iodo há captação parcial, por se tratar de lesão menor. Observar que o epitélio colunar não capta o iodo, pois o mesmo é desprovido de glicogênio. (lesão histologicamente confirmada como metaplasia escamosa).

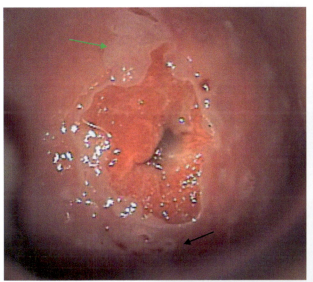
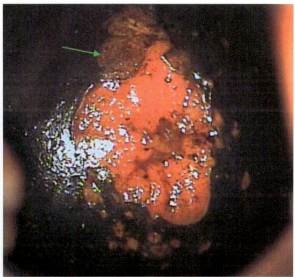
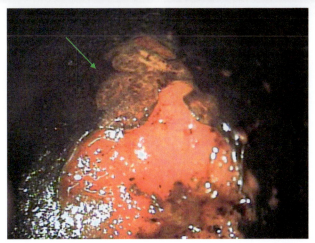

CASO 2 Colposcopia adequada, colo com JEC completamente visualizada em toda a circunferência do OU, com exposição do epitélio colunar, epitélio escamoso maduro.

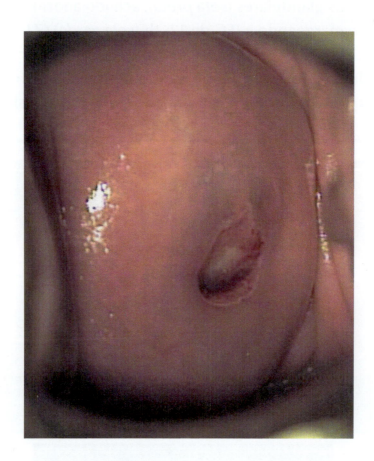

CASO 3 Colo com ectopia, onde o epitélio colunar pode ser visto com sua superfície papilar e achados normais, com múltiplos orifícios glandulares e ilhotas glandulares.

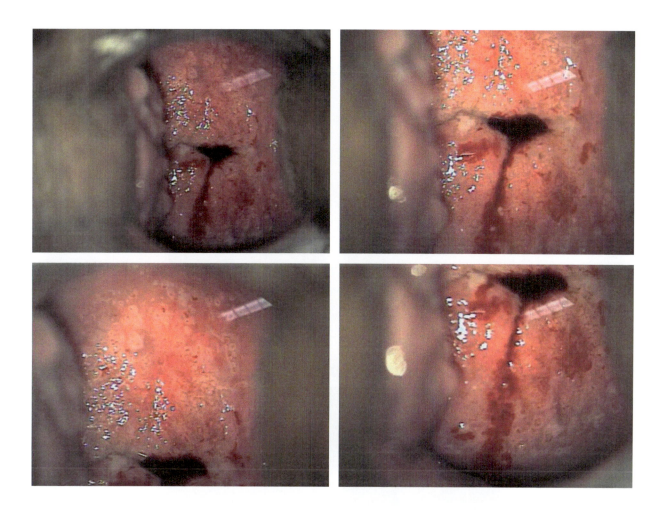

CASO 4 Colposcopia adequada, epitélio escamoso maduro, com achado menor em parede vaginal direita com epitélio acetobranco micropapilar, ao teste do iodo houve captação parcial (lesão confirmada histologicamente como sendo baixo grau – NIVA I).

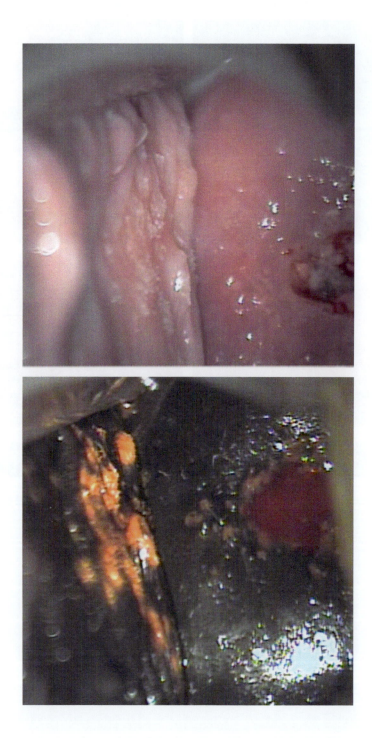

CASO 5 Colo com epitélio escamoso maduro, JEC visível, achados normais com orifício glandular e cisto de Naboth, achado anormal com pequena área de epitélio acetobranco denso margeando a JEC no lábio posterior (lesão confirmada histológicamente como NIC II).

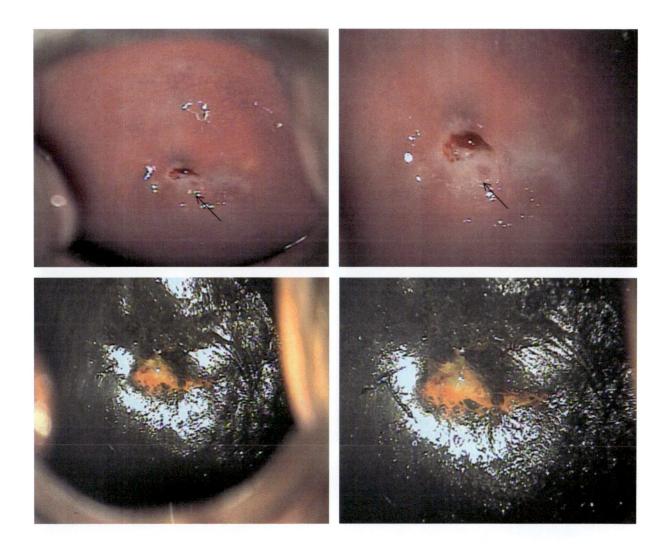

CASO 6 Colo com JEC parcialmente visível no lábio anterior, epitélio acetobranco denso margeando o orifício uterino, adentrando o canal e limite não visível (ZT tipo 3) (lesão confirmada NIC II).

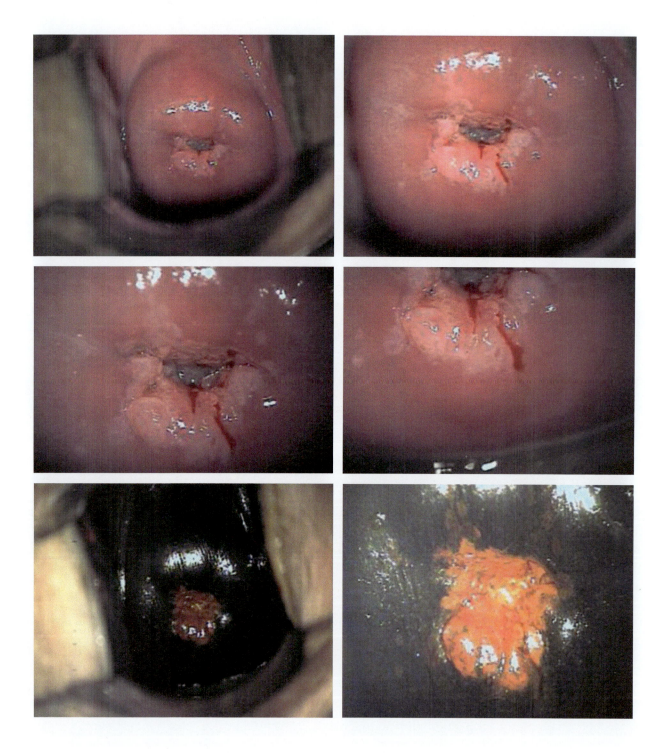

CASO 7 Colo com JEC visível, achados normais com orifícios glandulares, epitélio acetobranco denso em fórnice lateral direito (lesão histológica confirmada NIVA II).

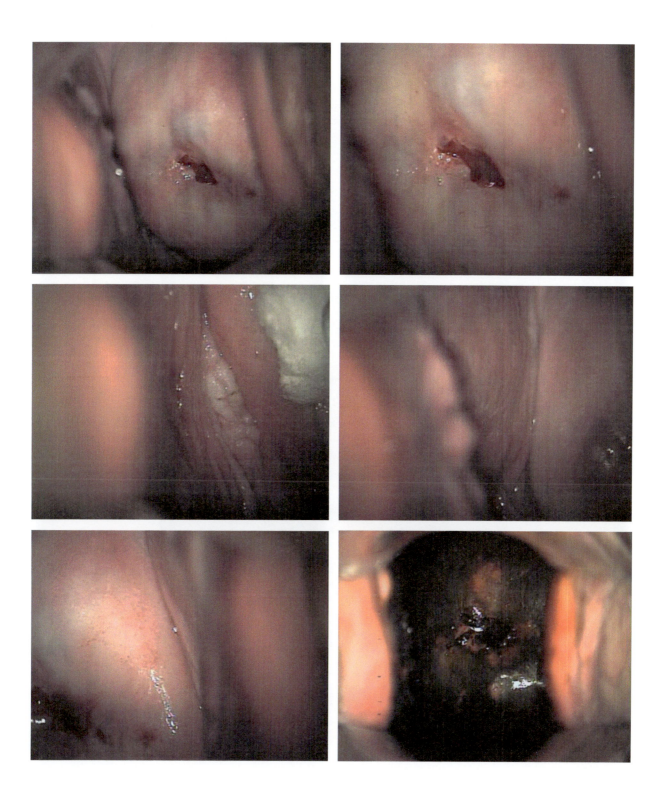

CASO 7 *Continuação*

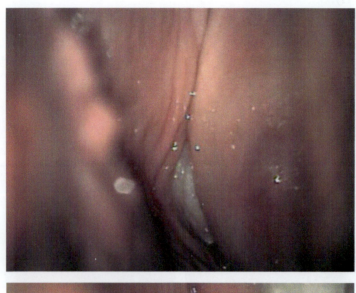

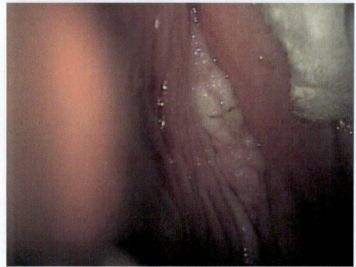

CASO 8 Colposcopia adequada, JEC visível, achados normais com orifícios glandulares e cistos de Naboth, achado anromal com epitélio acetobranco tênue margeando a JEC em 2 e 5h, miscelânea com condiloma pequeno em fórnice anterolateral esquerdo (histológico confirma diagnóstico de NIC I e NIVA I).

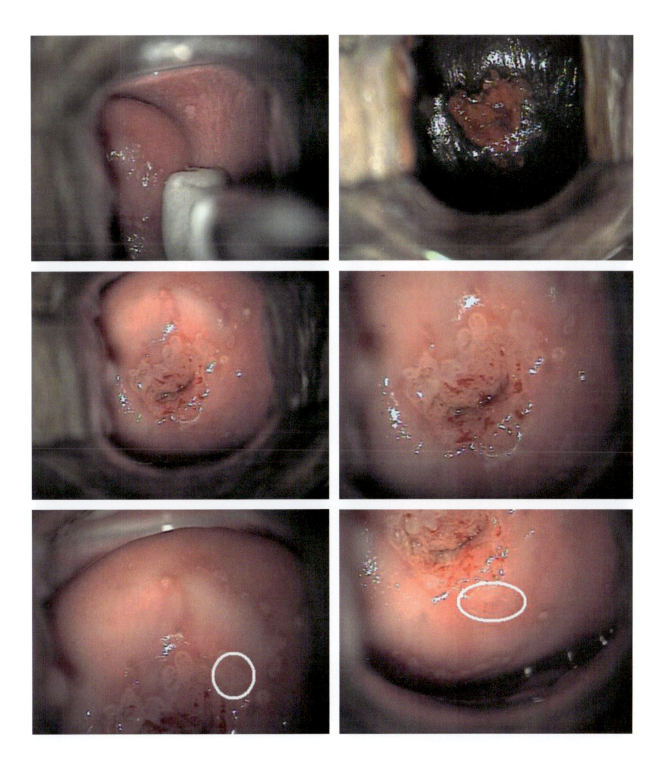

CASO 8 *Continuação*

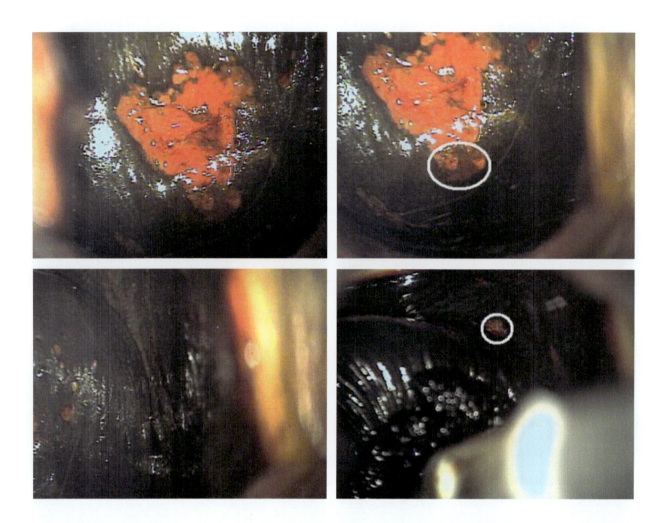

CASO 9 Colposcopia adequada, JEC parcialmente visível, achados normais com orifícios glandulares, achado anormal com e pitélio acetobranco denso, adentrando o canal em 1-2h limite não visível (ZT tipo 3) (lesão histológicamente confirma NIC III).

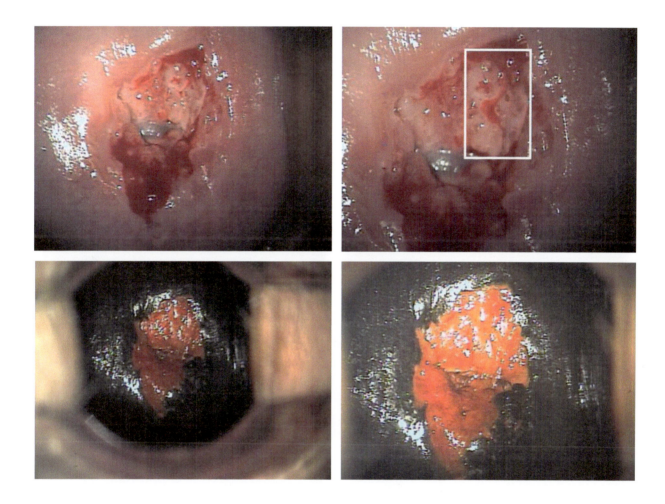

ÍNDICE

Índice

A

Abordagem "veja e trate" (see and treat), critérios de elegibilidade, 96
Achados colposcópicos
   anormais, 174, 195
   da deciduose, 35
     anormais, 41
   da ectopia, 31
   da vagina, 103
     anormais, 107
     normais, 107
   da vulva
     anormais, 122, 115
     normais, 114
   do colo do útero anormais, 62
   do epitélio
     colunar, 30
     escamoso, 29
       metaplásico, 33
   grau 1, 175
   grau 2, 177
   não específicos, 54, 182
   não neoplásicos, 158
   no pênis, 132
   normais, 27, 169
Achados de magnificação, 122
Ácido acético, 7
Adenocarcinoma, 65
Adenose, 191
Adequação da amostra, 157
Adequado, exame colposcópico, 17
Agenesia, 78

Alterações
   em mosaico, 152
   espiculadas, 151
   hipervasculares, 152
   pontilhadas, 151
Angioqueratomas, 117
Anomalias congênitas, 78, 190
Anuscopia de alta resolução, 149
Aparelho, 3
Atipia vascular, 185, 186
Avaliação
   colposcópica do colo do útero, 62
   geral, 16, 174

B

Balanopostite, 145
Bolha, 115

C

Canal
   anal, 150
   endocervical, 26
Câncer cervical, 61
Candidíase vulvovaginal, 76
Captação do Lugol negativa, 184, 198
Carcinoma
   de células basais, 119
   de células escamosas, 121
Casos clínicos, 203
Categoria geral (opcional), 157

ATLAS DE COLPOSCOPIA

Células
    epiteliais anormais, 159
    escamosas, 159
    glandulares, 159
Ceratose seborreica, 117
Cisto(s), 200
    de Naboth, 33, 34, 172
    de retenção, 33
Classificação/nomenclaturas
    histopatológicas das lesões pré-invasivas
    escamosas cervicais, 160
Colo uterino, 25
    não visível por anel estenótico do terço
        superior de, 165
Coloração por Lugol, 57
Colpite difusa e focal, 189
Colposcopia
    adequada, 17, 163
        colo visível, 163
    anal, 150
    inadequada, 17, 164
        por atrofia acentuada, 164
        por inflamação acentuada a, 164
    vaginal
        indicações da, 102
        miscelânia, 107
        técnica de biópsia, 107
        técnica de exame, 102
Colposcópio, 91
Condiloma, 71, 133, 134, 135, 188, 199
Conização
    a laser, 86
    com bisturi frio, 87

D

Deciduose, 35, 41
    da gestação, 35, 173
Dermatite herpética ulcerada, 141
Doença de Paget, 119
Ductos de müller, 26
Duplicidade, 78, 190

E

Ectocérvice, 26
Ectopia, 30

Ectrópio, 30
Eczema, 116
Endocérvice, 26
Endometriose, 80, 192
    de fundo de saco posterior, 200
Epitélio
    acetobranco, 42
        denso, 43, 177, 196
        tênue, 43, 175
            e sua correspondência com o
                Lugol, 195
    colunar, 29, 30
        ectopia, 170
    escamoso, 29, 169, 193
        atrófico, 169, 194
        maduro, 169, 193
            na menacme por estímulo
                estrogênico ou atrófico na
                pósmenopausa, 29
        metaplásico, 31, 33, 171
        original, 28
Época do exame e cuidados prévios, 5
Erosão, 56, 116, 183, 198
Escoriação, 116
Estenose, 76, 190
Exame colposcópico, 3, 13
Exérese da zona de transformação
    com LEEP, critérios de elegibilidade para
        realização da, 96
    tipos 1, 2 e 3, 91

F

Fissura, 116
Focalização, 4

G

Gardnerella vaginalis, 76
Grânulos de Fordyce, 115

H

Hiperemia vestibular, 115
Hiperqueratose, 55
Hipertrofia, 79
Hipossulfito de sódio, 7

I

Inadequado, exame colposcópico, 17
Infecção
    por *Molluscum contagiosum*, 142
    por papilomavírus humano, 55
    por *Trichomonas vaginalis*, 75
Inflamação, 75, 189, 201
Instrumentais e materiais de apoio, 5
Interpretação/resultado, 158

J

Junção escamocolunar, 27

L

Lesão(ões)
    anogenitais, 132
    benignas não infecciosas, 132
    dentro da zona de transformação, 174
    fora da zona de transformação, 174
    induzidas pelo vírus do HPV, 133
    infecciosas, 132, 141
    intraepiteliais escamosas, 33
    ocupando toda a superfície
        ectocervical, 175
    pré-neoplásicas e neoplásicas, 132
    precursoras do câncer do colo do
        útero, 85
Leucoplasia, 55
Linfangioma, 119
Líquen escleroso, 118, 144
Liquenificação, 116, 120
Localização da lesão, 174

M

Mácula, 115
Mancha, 115
    hipocrômica, 121
Menacme, 30
Micropapilomatose vestibular, 114
Miscelânea, 69, 187, 198

Modificações histológicas do colo
    gravídico, 35
Molluscum contagiosum, 143
Mosaico, 46
    fino, 46, 176
    grosseiro, 47
        associado a orifícios espessados, 179
        associado a pontilhado, 179, 196

N

Necrose, 65, 186
Nódulo, 115
Nomenclaturas histopatológicas, 157
Nova terminologia de colposcopia, 13

O

Organismos, 158
Orifício(s)
    cervical
        externo, 26
        interno, 26
    glandulares, 171
        abertos, 34
        espessados, 45
            associado a epitélio acetobranco
                denso, 178
    uterino estreito pós-cautério, 190

P

Papiloma escamoso, 135, 136
Pápula, 115
Peça cirúrgica, 95
Peniscopia, 129
    indicações, 131
    técnica do exame, 130
Placa, 115
Pólipo(s), 73, 189
    adenomatosos, 73
    angiomatoso, 73
    de vagina, 200
    fibroso, 73
    mucosos, 73

ATLAS DE COLPOSCOPIA

Pontilhado, 48
   fino, 49, 176
   grosseiro, 50
      associado a queratose, 180
Preparo da paciente, 5
Prolapso de endocérvice, com anel fibrótico
   no orifício uterino, 191
Psoríase, 118
   peniana, 144
Pústula, 115

Q

Queratose, 55, 182

R

Rotina do exame, 7

S

Sequela
   cicatricial pós-tratamento, 79
   pós-tratamento, 191
Sífilis
   primária, 142
   secundária, 142
Sinal
   da borda interna, 16
   da crista, 16, 51, 53, 54, 181
   da margem interna, 51, 52, 180
   do cume, 51, 54
Sistema de Bethesda para Testes de
   Papanicolaou, 157
Solução, 7
   de Lugol, 7
   fisiológica, 7
Suspeita
   de invasão, 107, 184, 197
   de malignidade, 121
SWETZ (straightwire excision of
   transformation zone), 87

T

Tamanho da lesão, 175
Terminologia colposcólpica
   da vagina, 15, 193
   conforme IFCPC, 16
Teste
   adjuvante, 160
   de Schiller, 7, 57
Tipo de espécime, 157
Transformação do epitélio glandular em
   escamoso, 19
Trichomonas vaginalis, 75
Tumor, 186
   em lábio posterior do colo com extensão
      para fórnice posterior, 185

U

Úlcera, 116
Ulceração, 184, 186
UNETZ (needle excision of the
   transformation zone), 87

V

Vagina, 101
Vaginose bacteriana, 76
Vasos sanguíneos atípicos, 62, 184
Vesícula, 115
Visibilidade da junção escamocolunar, 18, 165
   não visível, 166
   parcialmente visível, 166
Vulva, 113

Z

Zona de transformação, 16, 19, 34, 167
   congênita, 69, 101, 187, 202
   tipo 1, 19, 167
   tipo 2, 20, 167
   tipo 3, 20, 168